よく見える目を長持ちさせよう

100年視力

眼科外科医　深作眼科院長
深作秀春

サンマーク出版

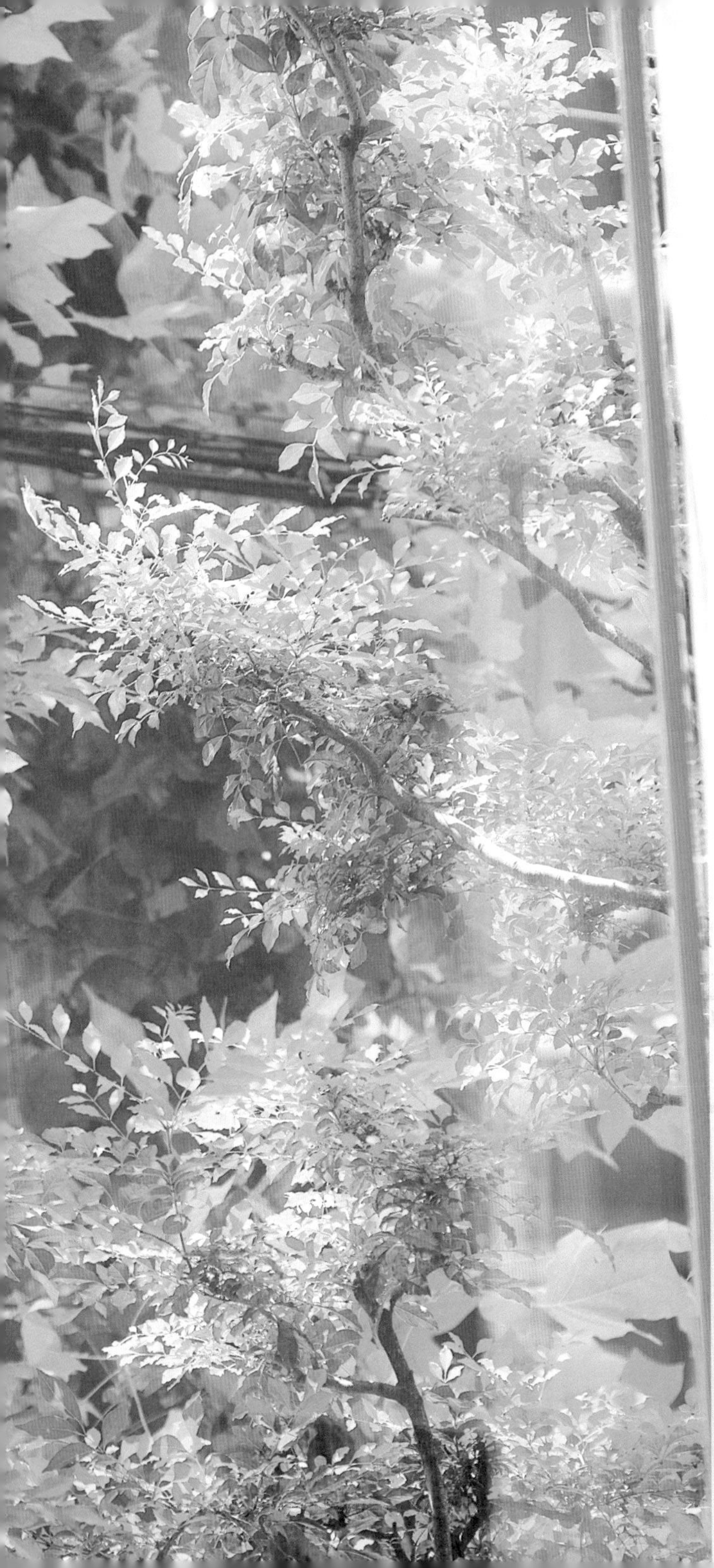

はじめまして、眼科外科医の深作秀春です。

いきなりで恐縮ですが、ちょっと目を閉じてみてください。

当たり前ですが、目を閉じれば本書は読めませんね。私たちは、意識はしなくとも、実に多くの情報を目から得て、生活しています。

美しい景色を前にしていても、目を閉じてしまうと、目前に広がっていた水面の輝き、空の青さ、木漏れ日のきらめきが消えます。大谷のホームランやワクワクするドラマ、いとおしい恋人や赤ちゃんの顔も、目の前から消え去ります。

多くの人は失って初めて、「見えること」がいかに大事か気づきます。

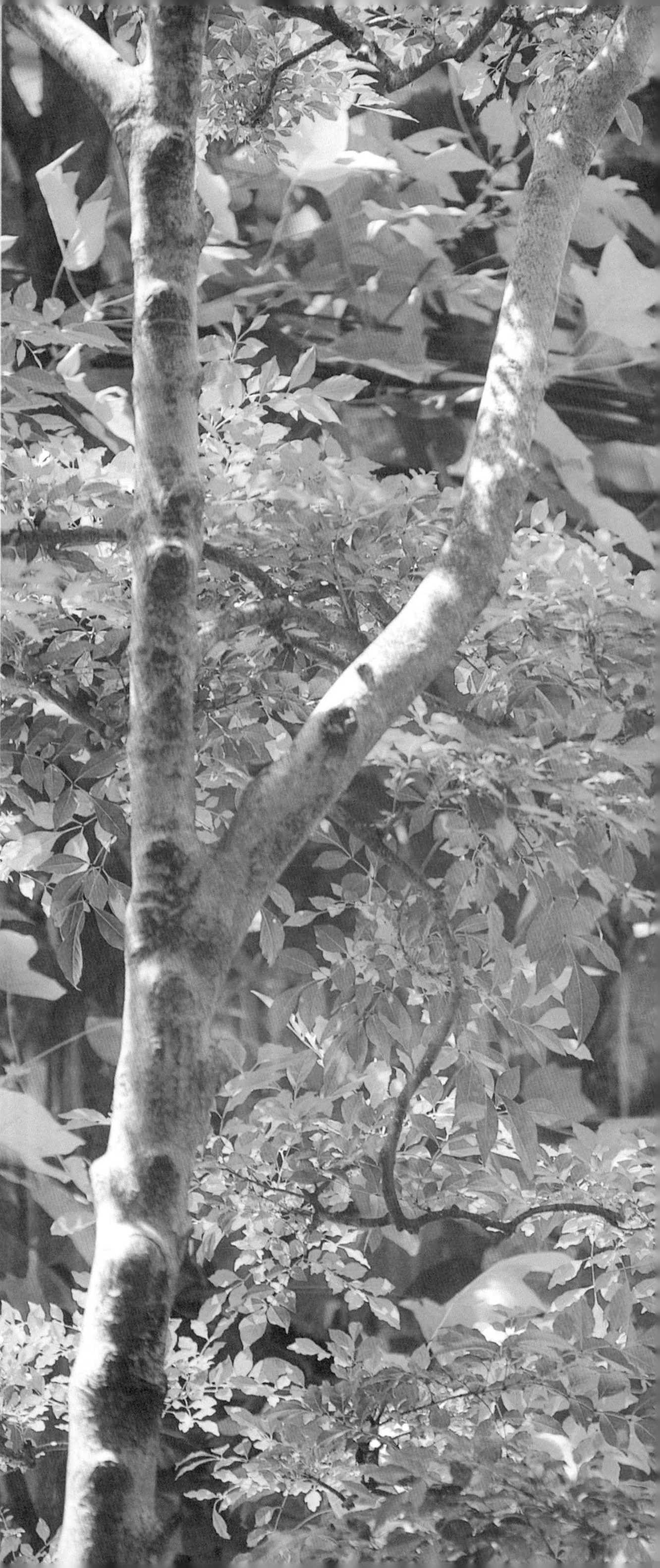

一方で、目の病気は気づかない間に徐々に進行します。しかも多くの人は、本当の情報を知る機会がないまま、目の病気になったり、悪化させてしまったりしています。

いまや、日本でも命を長らえる医学は発達してきました。おかげで日本は世界最長寿の国となり、寿命はすぐにも１００年時代となるでしょう。

ところが、「目の寿命」ははるかに短く、60から70年ほど。戦後の日本のように平均寿命が50歳代のときは、目の寿命が尽きる前に命が尽きていましたから、目の病気を意識することはなかったわけですが、これからは１００年の寿命です。

つまり１００年間にわたり、良い視力を保つように準備をしなくてはならない。もし十分な準備をしないで長寿時代を迎えると、人生の後半に目の病気や視力障害で生活に支障をきたす人が相対的に増えることになります。

今回、本書を記す目的は、みなさんが生涯にわたって良い視力を保つためにできることをお伝えするためです。目についての正しい知識や予防法、治療法を知って、目をまもるための最適な判断をしていただきたいと思います。

とはいえ、目の知識は医師にとってさえも難しいところがあり、みなさんには「とっつきにくい」と感じる内容も含まれるかもしれません。しかし、私はみなさんに、なかなか

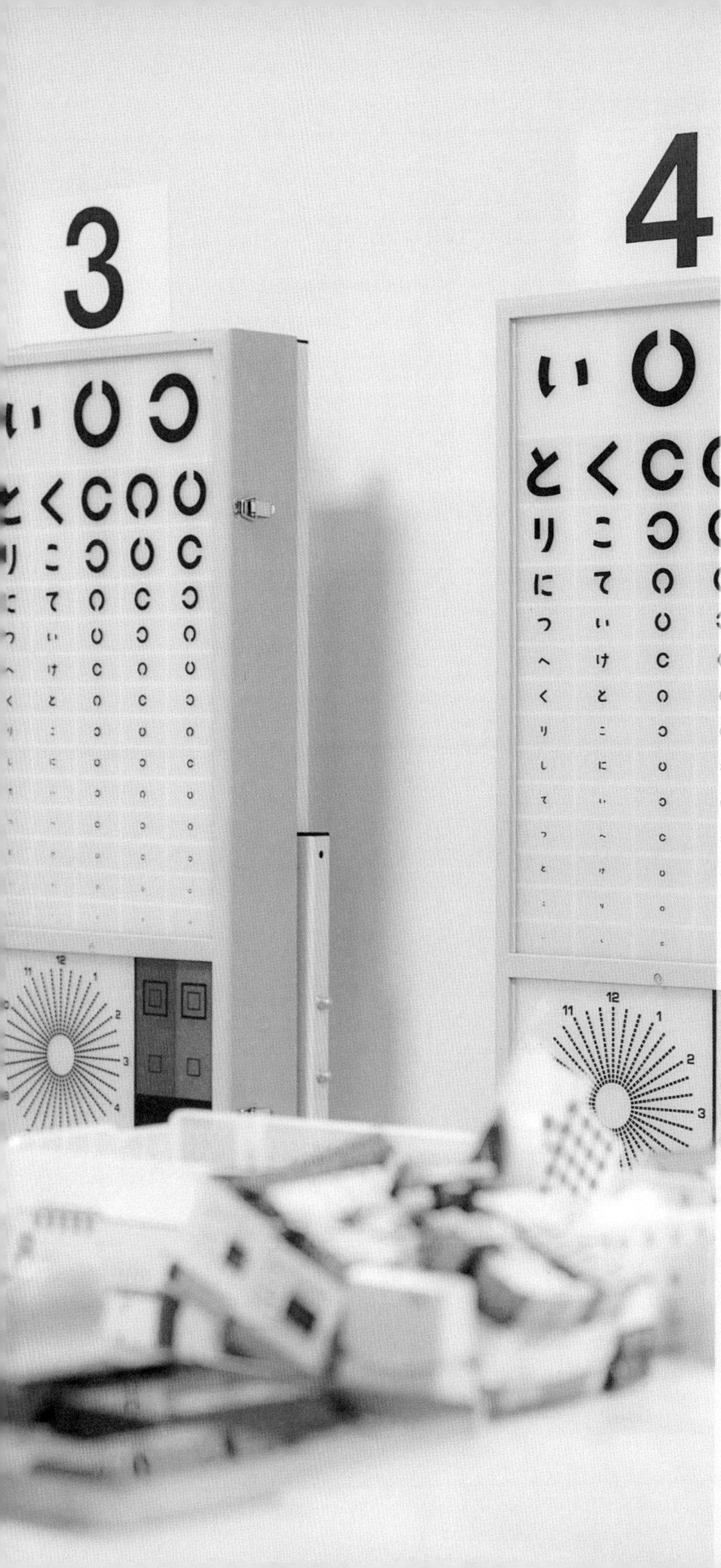

知られていない真実をお伝えする使命感を感じています。難しいと感じるところは読み飛ばしても、ぜひ、本書から有効な情報を得て、人生に活かしていただきたいと思います。

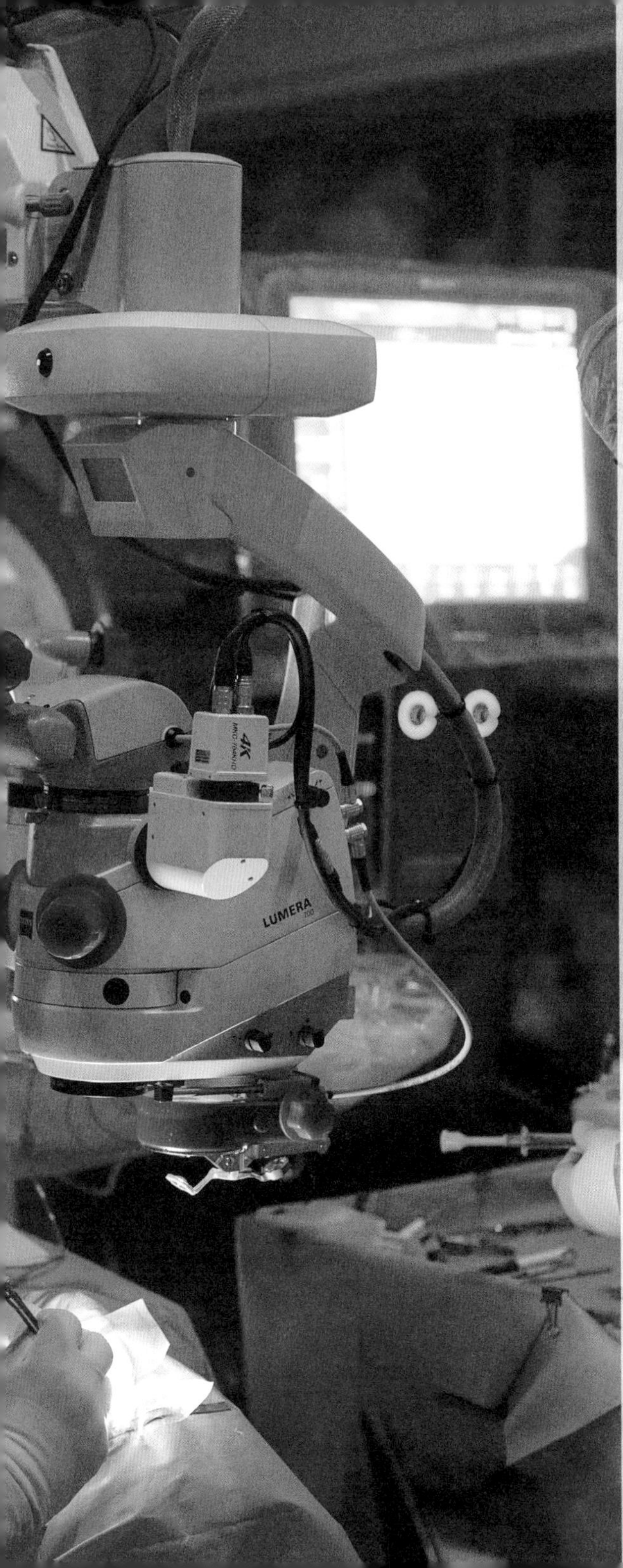

使命感とは？　――本題に入る前に、少しだけ自己紹介をさせてください。

私は欧米で眼科研鑽し、眼科の最新手術方法を数多く開発してきました。

また、横浜駅西口（神奈川県）と六本木駅前（東京都）に開院している深作眼科では、約25万件の、あらゆる種類の眼科手術を施術してきました。

その技術を認めていただき、国際眼科学会では最高賞を20回受賞。さらに２０１７年、世界最高の眼科外科医と表彰していただき、欧米以外の医師では初の「クリチンガー・アワード」を受賞しました。

アメリカ国際眼科学会では長く理事を務め、世界中の眼科医の指導にも携わってきましたので、眼科医人生では常に世界最先端の眼科医療に接してきたといえます。この間、世界で開発し、蓄積してきた眼科の真の知識を、祖国・日本のみなさんの目の健康をまもるために役立てたい——私の使命感とはそのようなものです。

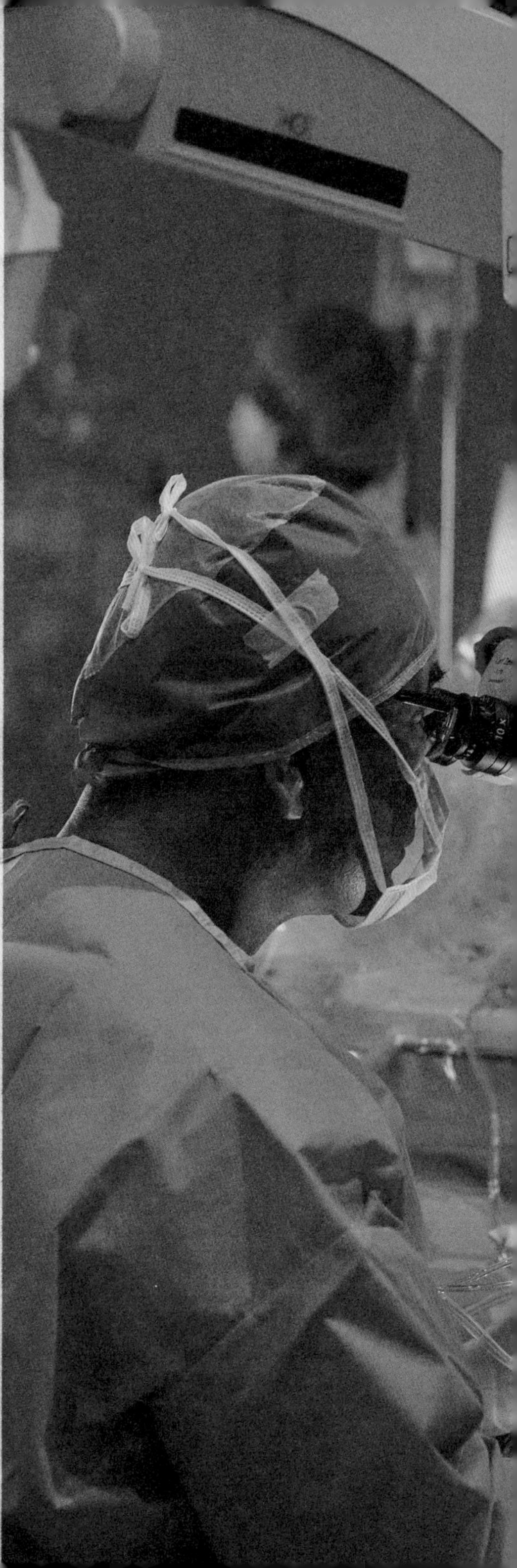

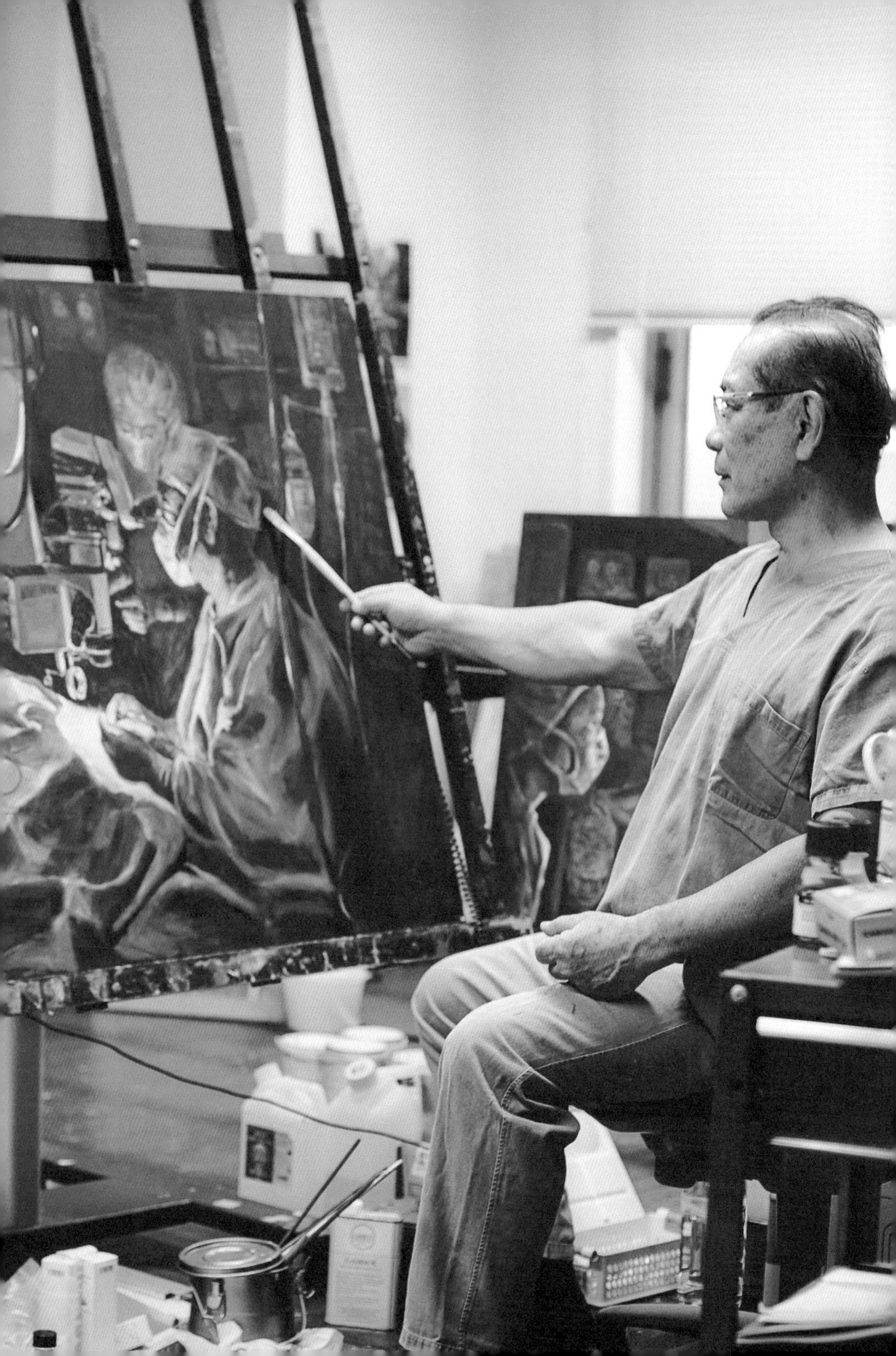

また同時に、私は医師を務めながら、美大の大学院を修了し、創作・発表を続けている画家という一面もあります。

子どもの頃の私には、将来の夢が3つあり、そのうちの2つが医師と画家でした。2つの夢に共通し、幼少期から強い関心を抱いてきたのが「ものを見ること」だったと言えます。

自然の造形だけでなく、人が生み出す、さまざまな造形や紋様。この世界は美しいものであふれていて、見飽きることがありません。いつしか目に映ったものを理解する脳や、美しいと感じる心にも関心をもって、眼科外科医になり、脳や精神医学も研鑽し、さらには画家ともなりました。

「ものを見る」ことについて、医学と科学、そして芸術の視点から掘り下げ、極めていく。私はこのテーマに心を傾け、人生の時間のほとんどを費やしていると言えます。

本書では、絵画の話も少し織り交ぜながら、「見る」ことの大切さと目の病気、治療法の最新知識をお伝えできたら——そう思っています。

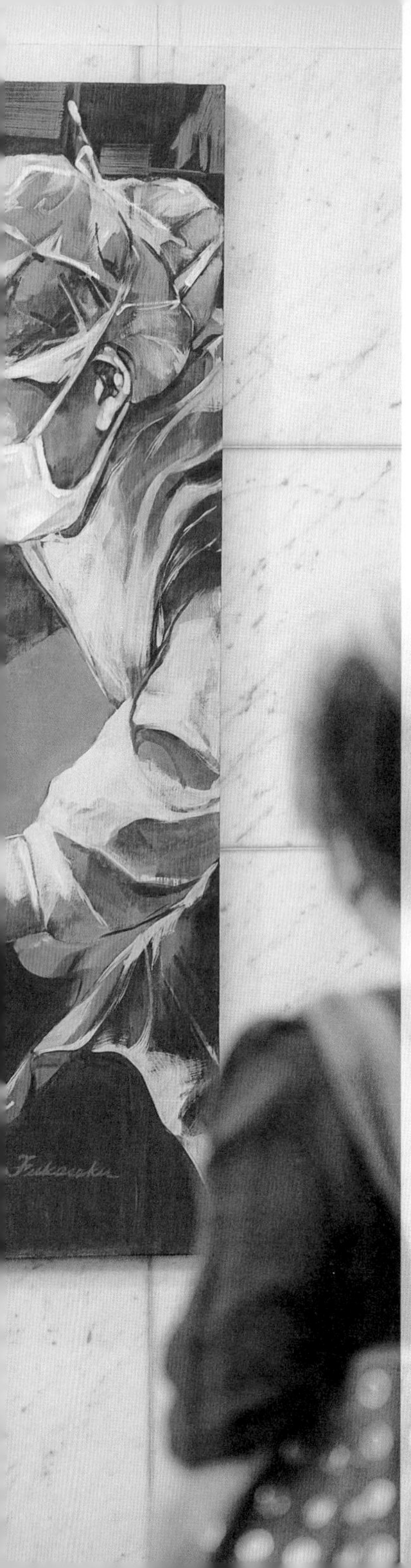

人にとって「見ること」「見えること」は非常に重要な価値があることはいうまでもありません。

「見えない」という経験をした患者さんは、治療後、見えるようになると口々に「見える」こと、「見る」ことの喜びを語ってくれます。

多くの人が「世の中はこれほどすばらしかったか」「美しいものばかり見える」などと笑顔で話します。

生まれ育った国や、人種が違っても、「見える」「見る」喜びを語る素直な言葉は同じ。日本全国や世界中から来院して治療を受けた患者さんから、「見ること」の大切さを改めて教えてもらっているのです。

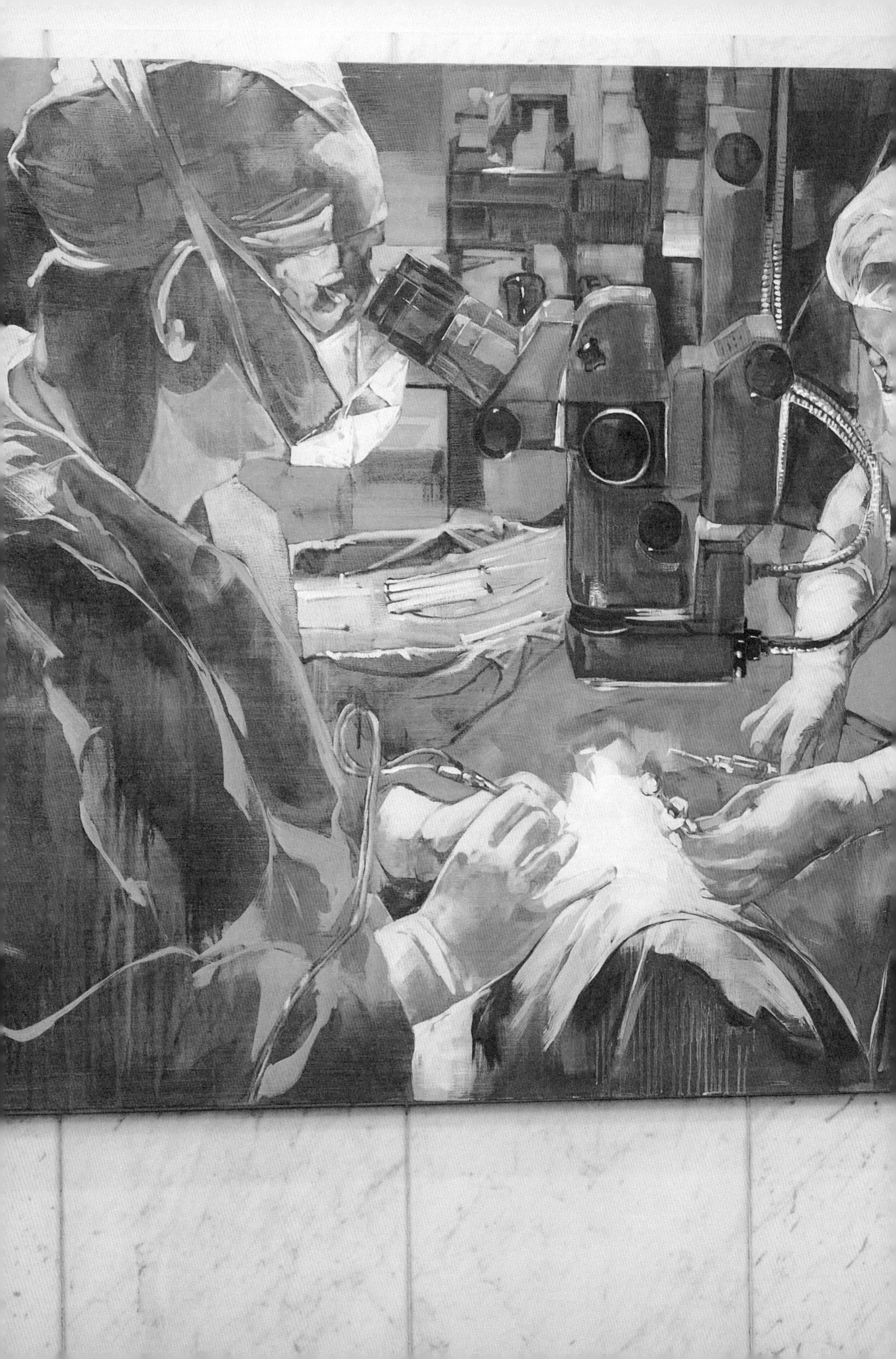

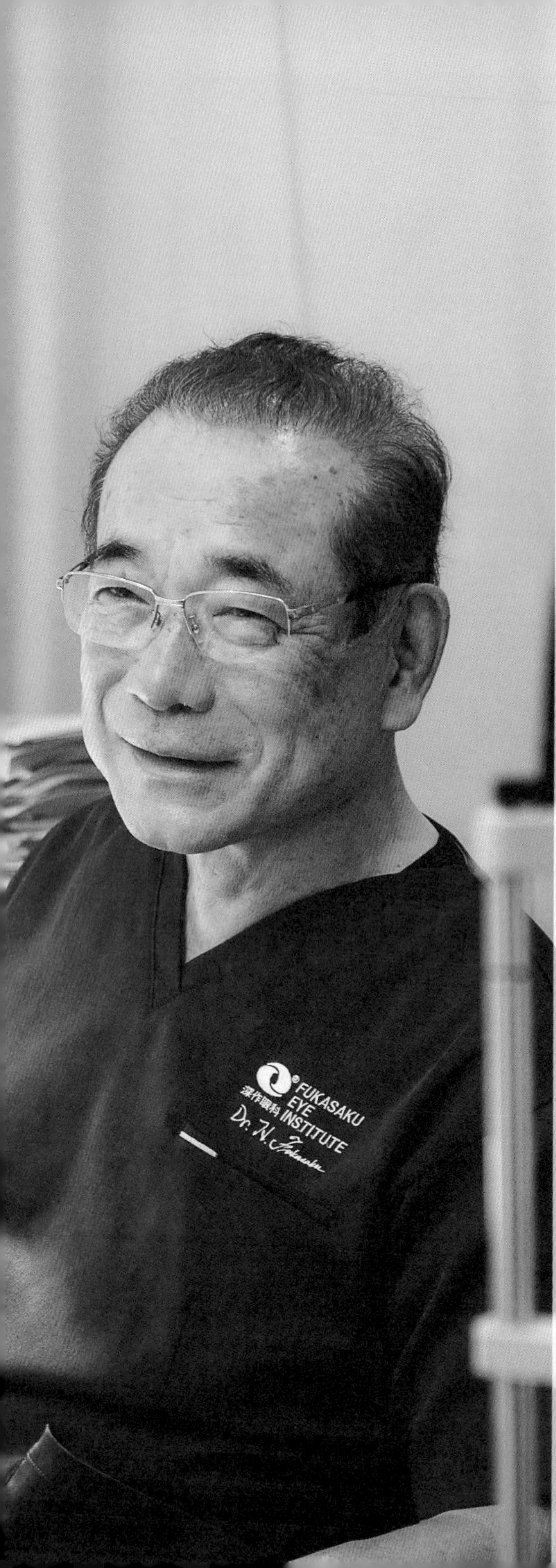

先ほど、目の寿命は60〜70年と述べましたが、一方で、現代の環境は、目の健康をおびやかす要因が格段に増えています。

多くの食べ物や大気などの環境汚染や、スマートフォンなどによる光の害が生活環境に入り込み、これが、以前に増して目にとっては大きな負担になり、目の機能的な寿命を縮ませる危険があることもわかっています。

しかし、希望はあります。目の機能をまもるためにできることがたくさん明らかになっているのです。

多くの新しい手術方法によって、これまで治らなかった病気も治るようになるばかりか、目の機能をさらに向上させることもできる時代です。サプリメントなどでも機能の衰えや病気を予防できる効果があることがわかってきています。

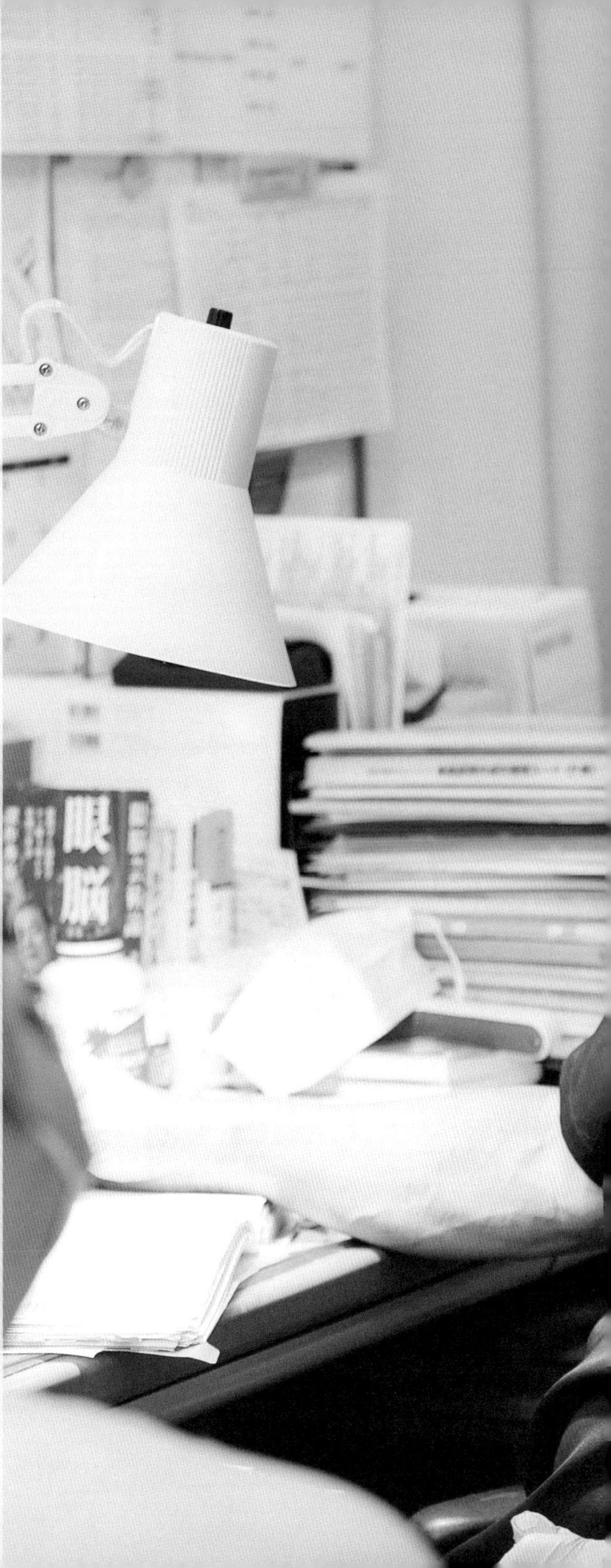

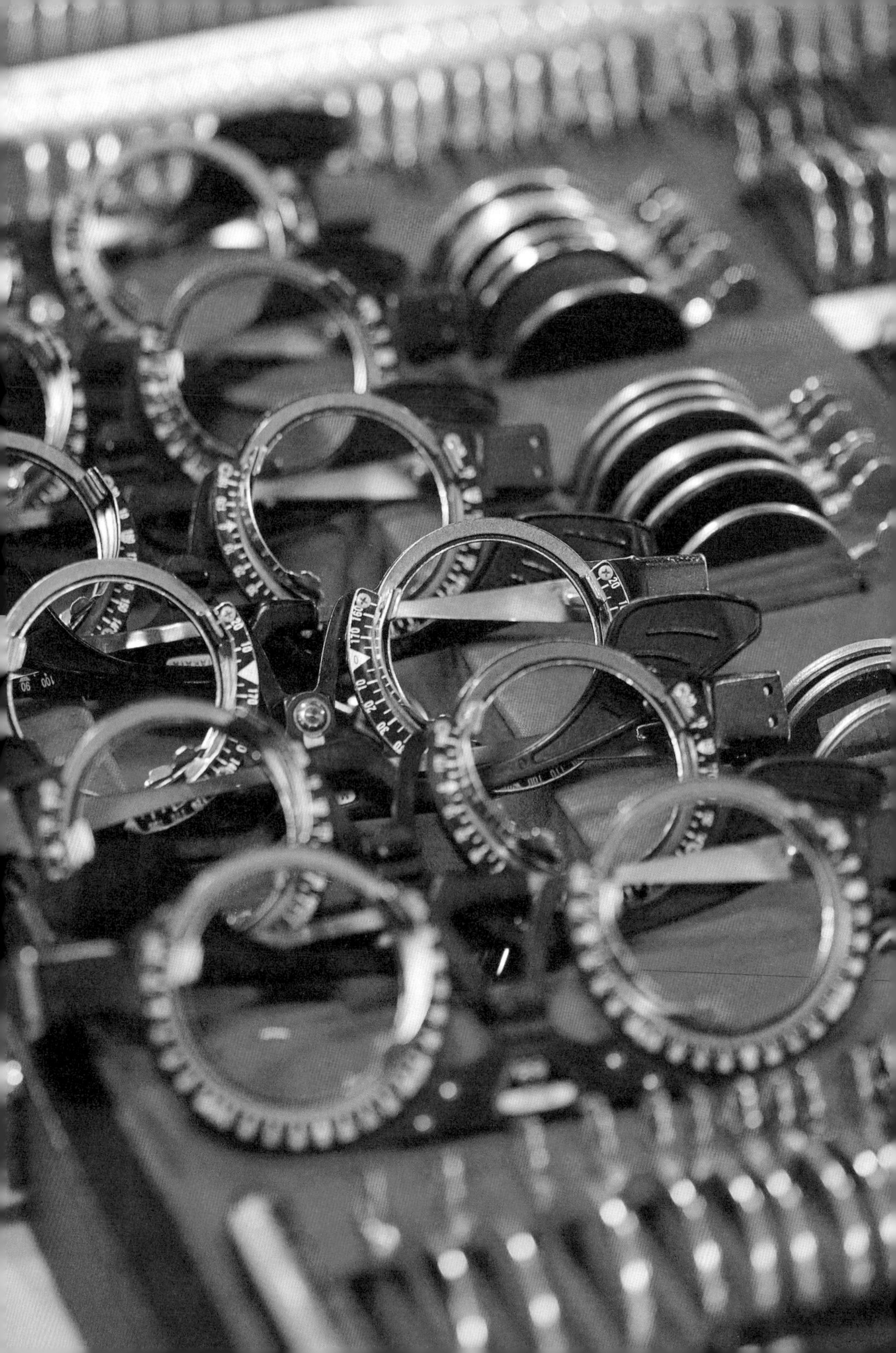

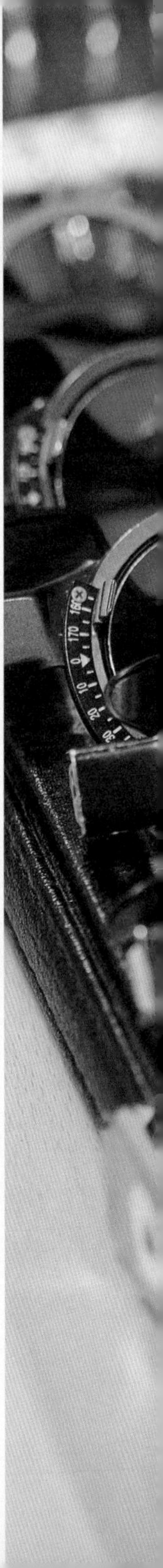

人類全体の寿命が延びるにつれ、「健康寿命」を延ばすことは世界的な課題です。とくに目の寿命を延ばす価値はもっとも重要なのです。

この本では、「見える」ということの本質にまず触れます。そして、どのように暮らすのが目に良いか、病気のきざしを見逃さない方法、病気になったときの対処法など、見るチカラをまもるためにできることを、なるべくわかりやすい表現でお伝えします。

それらは私自身も取り組んでいることです。ぜひ活用して、生涯「見える」「見る」喜びを手放さないでいただきたいと願います。

そして、今後の人生でもっともっと「美しいもの」を見て、心を養い、与えられた有限の時間を存分に楽しんで参りましょう。

では前置きはこのへんにして、改めて「目をまもることの大切さ」からお伝えしていきましょう。

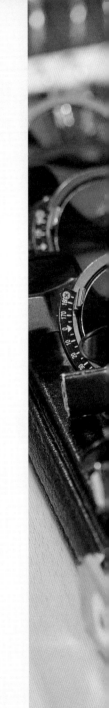

本書では、**新しい「真実」**にあなたは開眼することになります。

緑内障《りょくないしょう》――「失明を予防する方法はない」は間違いです。

▼治療法は目薬点眼のみとされていますが、「手術」によって失明を避けることができます。

白内障《はくないしょう》――「様子見」はいけません。

▼放置しておくと緑内障を併発します。経過観察ではなく「早い手術」が肝心です。

加齢黄斑変性《かれいおうはんへんせい》――見逃されている可能性があります。

▼日本独自のガイドラインにより、間違った診断をされている可能性があります。

網膜色素変性症《もうまくしきそへんせいしょう》――治せない病、ではなくなりつつあります。

▼遺伝疾患で難病ですが、治す方法があります。

網膜剥離《もうまくはくり》――誰でもなりやすい病気の1つです。

▼現在も日本で行われているバックリング法は世界基準から大きくたち遅れていて、再発の危険があります。

100年視力　目次

第1章

今日からめざす「100年視力」

■「だまされたがり」の脳

■目の衰えとは何か? 老化はいつから?

■目の健康をおびやかす現代事情

第2章

あなたと家族の目をまもる「生活」

第3章 目を若返らせる！ 深作式「積極的休養」メソッド

第4章 多くの人を悩ます目の病気の最新治療

装丁　萩原弦一郎（２５６）
本文デザイン　米川リョク
本文写真　吉濱篤志
構成　下平貴子
イラスト　安比奈ゆき
本文ＤＴＰ　髙本和希（天龍社）
編集協力　鷗来堂
編集　橋口英恵（サンマーク出版）

第1章

今日からめざす「100年視力」

人生を変える「見える」「見えない」

見えないものを見ている「目」

長い期間、視力を失っていたとある患者さんが、手術によって視力を取り戻したとき、うれしそうに私にこんなことを言いました。

「深作先生、風を感じるようになりました」

室内にいても、窓から外を見たとき、木の枝や葉が風で揺れているのを見て、「風を感じる」と言うのです。風は見えませんが、落ち葉が舞えば、風が吹いているとわかる。時が進み、世界が動いていると感じられるようになった――と。

目が見えなかったときも、もちろん戸外に出て風に当たれば、風が吹いているとわかったでしょう。しかし、目が不自由だと戸外での風は怖い。緊張していて〝感じる〟どころではなかったのかもしれません。

とはいえ、室内にいると森羅万象の変化を感じにくく、まるで世界が止まってしまったような感覚があったそうです。たとえてみれば、「深い井戸の中で何も感じることのできない、感覚を遮断された世界」にいたのです。それは不安で、深い孤独を思わせる体験だったにちがいありません。

そう、**目は、見えるものだけでなく、見えないものも見ている**——それが目なのです。意識していなくても、自分と森羅万象のつながりを感じさせ、安心させてくれています。ものを見るとは、目の前を「見ている」だけではないわけです。

多くの患者さんと接する中で、私は「本当に目の大切さを理解するのは、視力を失ってしまったときなのかもしれない」と思うようになりました。

でも、普段、人はそんなことは考えませんね。大切な目——それなのに、つい、ことさら「大事に」と思うことなく酷使してしまってはいないでしょうか。

見えていてこそ、まなざしは語る

「目は口ほどにものを言う」と言われるとおり、目は感情を語るものでもあります。しかしながら、それは見えていてこそ、です。

「エドガー・ドガ」というフランスの画家がいます。「踊り子」を題材にした作品を多く描いたと言うと、ピンとくる人がいらっしゃるかもしれません。「踊り子」のシリーズは日本でも人気が高い西洋画です。

そんなドガが描いた1枚の絵に、「目が見えていないと、まなざしは感情を語らない」ということを痛感したことがありました。

その絵とは、アメリカのワシントン・ナショナル・ギャラリーが所蔵する「マダム・ルネ・ド・ガス」（下図）。ドガの弟ルネの妻であった盲目の女性、エステルの肖像画です。

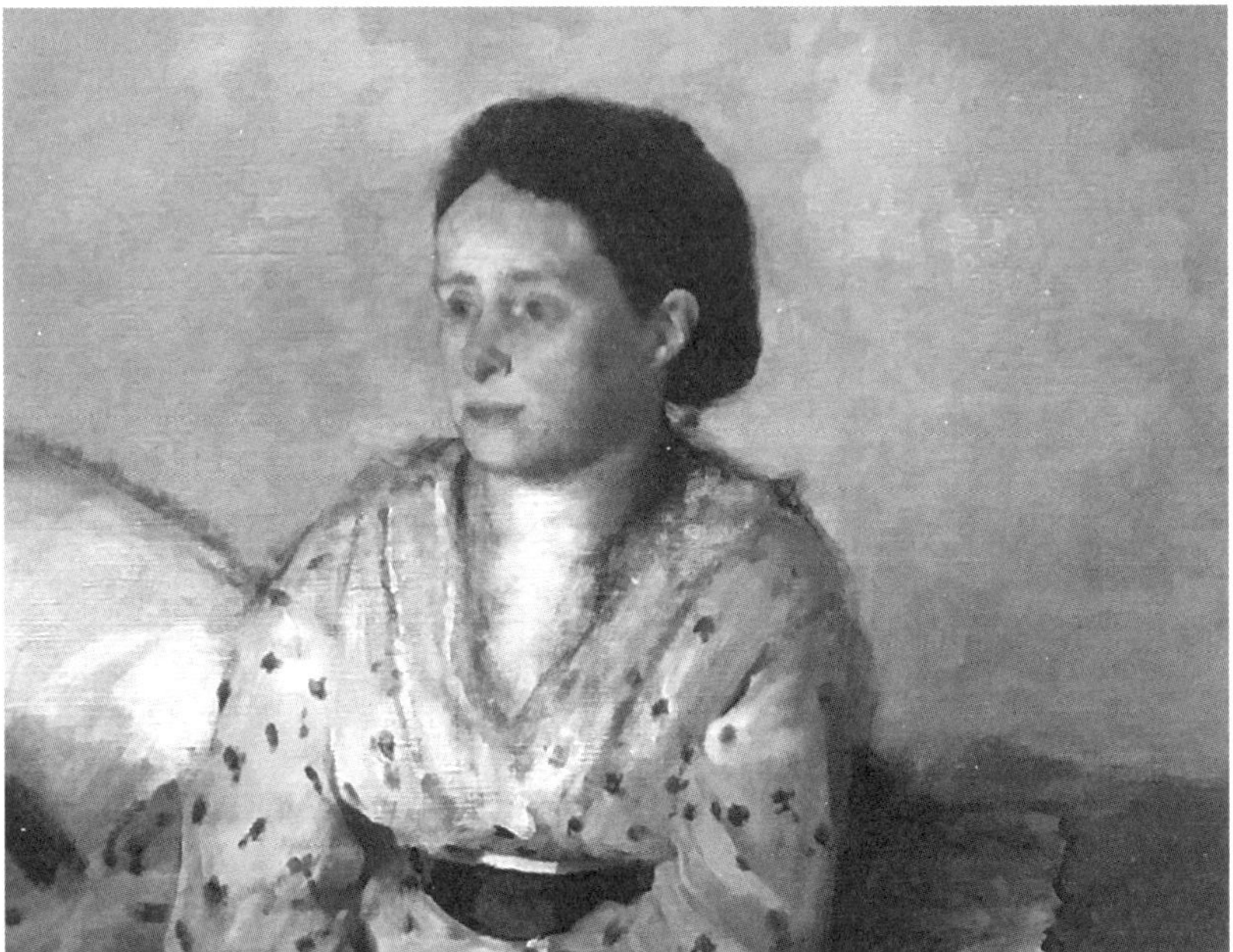

「マダム・ルネ・ド・ガス」（部分）1872年、ドガ、ワシントン・ナショナル・ギャラリー蔵（筆者撮影）

眼科外科医として私は、盲目の患者さんと接することも多いので、何も見えていない人の「視線の存在感」を知っています。ドガが描いた肖像画のエステルの表情はかたく、空虚なまなざしは何も語っていません。ドガは、正確な観察と絵画技術で、目が見えない人の目の独特な存在感を正確に描写しているのです。

失明は誰にでも起こり得る？

失明と聞いても、自分には遠い問題と感じる人もいるかもしれませんが、人生100年時代となった今、人生の途中で「本来は寿命60～70年」の目が光を失う可能性は「誰にでも起こり得ること」と言えます。

日本で、身体障害者手帳の発行数から推定されている「視覚障害の原因となった眼病」はどれも身近な病気です。

近年の日本人の失明原因の1位は緑内障、2位は糖尿病性網膜症で、3位が網膜色素変性症、4位は加齢黄斑変性、5位が網膜脈絡膜萎縮という結果になっています（ただしこれは、身体障害者で失明による視覚障害者申請をされた方の統計であり、実際の失明者の数の順番とは言えません）。

そして、もっともよく知られている眼病、白内障で失明することもないわけではありませんから、身近な問題と言えるでしょう。

また、4位の加齢黄斑変性は、世界的に見れば先進国の失明原因の第1位で、アメリカでは1400万人の患者がいるとされていますから、人口比で言えば日本でも500万人ほどの患者さんがいるはずです。後述しますが、世界基準で見ると日本での加齢黄斑変性の診断基準は誤っていて、日本独自の基準によって正確な診断が行われにくいことが、この病気が失明原因の4位となっている原因です。

「失明」は決して特別なこと、まれに起こることではない——ですから私は、読者のみなさんが「そうはならない」ように願い、本書を記します。失明原因の病気が、それぞれどんな病気かは、後にご紹介します。

愛を込めたまなざしは、みなさんの大切な人に、ときに言葉では伝えきれない思いを語るでしょう。できることならそうした瞳の強さ、そして見るチカラを失わないで生き抜きたいものです。現代では少しの努力や工夫、病気になったときの適切な対処で、その願いをかなえることは不可能ではありません。

見ること と「脳」との深い関係

視力と「認知症」は大いに関係する

近年、認知症が話題になることが増えました。長寿社会では当然、多くの人が関心をもつ話題です。

認知症の原因疾患に、最近、高価な新薬開発が注目されたアルツハイマー病があります。アルツハイマー病によって脳萎縮が起きて、アルツハイマー型認知症を引き起こしていくのです。その細かいメカニズムは他書にゆずるとして、**脳萎縮以外にも、認知症の大きな原因となること、それが視力障害です。**

白内障手術患者は高齢者が多いのですが、家族から認知症だと思われている方が多くいます。

ある80代後半の女性は、診察時にまったく話さず、50代の娘さんが代弁していました。

診察後、娘さんは「母は認知が入っていまして……」とそっと私に耳打ちしました。患者さんには白内障と緑内障があり、視力も０・１しかありませんでした。

その後、私が白内障手術を行って、患者さんは裸眼で１・０の視力を取り戻しました。多焦点レンズ（すべての距離の焦点に合うレンズ）を移植したので、すべての距離が裸眼でよく見えます。するとどうでしょう。寡黙だと思っていた患者さんが、次の診察時から饒舌に話すようになったのです。

患者さんが語るには「野球が好きでいつもテレビを見ていたのが、視力が悪くなって見られなくなり、毎日がつまらなくなった。また、道もよく見えないので、怖くて歩けず、外出が減り、家に閉じこもっていた」とのこと。視力が回復してからは、好きな野球のテレビ中継を見て、昼間は外に散歩に行けて、楽しくて仕方がないと言うのです。さらに、新聞や読書も再開できたとうれしそうでした。

この患者さんは脳萎縮での認知症ではなかったのです。ただ、視力を失っていたので、生きる意欲がなくなってしまい、認知症に間違われたのでした。

手術による視力回復により、彼女は毎日が楽しくてしょうがないと、生きる意欲そのものが回復したのです。

このように、見えないことで「認知症状態」となった患者さんが非常に多くおられます。

「見る」ことは脳の「認知機能」そのもの

見るということは、目から入った電気信号を脳が解釈する行為です。ですから、見るということは脳の認知機能そのものでもあるのです。

目から情報が入らないということは、外界からの、もっとも重要で、細かく、興味深い情報が遮断されることです。脳はその段階で活動を抑制されます。

ずっと家の中に閉じこもって、ひと言もしゃべらない。そのうちに普通の反応もにぶくなっていきます。家族が、親は認知症になってしまった、と思うのもやむを得ません。でも多くは目の障害から起きている変化なのです。

アルツハイマー病は「脳萎縮」による障害ですが、**かなり多くの認知症は「目の機能が落ちることにより起きている」と感じています。**つまり、認知症状態ですが、これは目の手術で治せるのですから、言わば「仮性認知症」とでも言うべき状況であり、目が見えるようになれば治るのです。

さらに、前述の患者さんの例でわかるように、目が悪いと、よく見えないがために外を歩くのが怖くなり、外出することがなくなってしまいます。

ご高齢の人は歩かないと急速に足腰の筋肉や関節の機能が衰えます。動かないと食欲も出ず、栄養も不足しがちになり、病気にかかりやすくなります。

それまで元気に歩き回っていた人が、車いす生活や寝たきり生活になりかねない。ご本人の生活が不自由になるのはもちろんですが、介護するご家族の負担も大きくなってしまうでしょう。

しっかりと正しい眼科知識をもつことが大切なのは、目のためばかりではない、ということです。

「眼科外科は機能外科」と呼ばれます。つまり、見えるようになることで、もっとも大事な視力機能を回復して、生きがいを生み出す、「機能を改善する科」なのです。

ですから、患者さんの生活の質と生きる意欲を回復できるのが、眼科外科医である私のだいご味。

私はこの本で、情報をもたない多くの人に「目を開いていただきたい」と願い、目をまもること、不調や疾患に適切に対処することの大切さをお伝えしていきます。

あえて、難しい詳細は割愛している箇所も多くありますので、さらに詳しく知りたいときは、私がすでに上梓している新書もどうぞ参考にしてください。

長寿社会における認知症予防もそうですが、生活の質を高めるには、目の機能を生涯にわたってまもることが本当に重要です。続けて、目をまもるために理解しておきたい「目」の構造について、話を進めましょう。

「目」をまもるために知っておきたいこと

増えつづける暮らしの中での「目の負担」

みなさんの人生に欠かせない情報や、懐かしい記憶の糸口を見せてくれる「目の構造」を、みなさんはどれくらいご存じでしょうか？

何らかの問題を抱え、私の病院に来る患者さんも、病気については調べても、構造まではご存じない場合が多いので、一般的にはほとんど知られていないのかもしれません。構造を知らなくても、「見る」うえで困ることはないので、それも無理はない。しかし、目をまもるため、正しく目の病気を理解するためには、最低限、理解しておいたほうが良いことがあります。

そこで、本項ではそれを中心に、構造についてご紹介しておきましょう。

目はどうやってものを見ているのか、それを知ると、私も取り組んでいて、みなさんにご紹介する「目をまもる方法」が腑に落ちると思います。

健康づくりで何かをするとき、その行為にどんな意味や効果があるのか、理解していることは、行為を継続するためにとても大切です。

どんなによい方法も、続けて、生活習慣にならなければ、なかなか効果は出にくい。日常の中の健康づくりとはそういうものなのです。

また、最近増えている**「暮らしの中での目の負担」**についても理解しやすくなるでしょう。「構造」というと、ちょっと退屈な話をイメージしてしまうかもしれません。しかし、患者さんに病気の説明とともにお話しすると、自分の目が、思っていた以上に精密で、すばらしい機能をもっていることに感動したと言う人も少なくありません。

目はむき出しの臓器、外傷に「極端に弱い」

私は「目は、命の次に大事」と思っています。それは、目が他の器官とは違う、特別な存在であるため、そのように思うのです。

何が特別なのか。**それは目が外部に対して「むき出し」であることです。**

体の大切な器官は、そのほとんどが何かにまもられています。脳は頭蓋骨にまもられ、心臓や肺は肋骨にまもられている。臓器は、外の世界と接している皮膚を除き、みんなまもられているのです。

ところが目は「光を取り込む」という役割から、外にむき出しのまま、外敵からはまもられていません。

目は毎日もっともよく使う、複雑で高度な器官でありながら、むき出しの臓器。外傷に非常に弱い、精密で繊細な臓器――それが「目」なのです。

「見る」とは「目」ではなく「脳」のはたらきだった

人は「目」でものを見ていると思いがちですが、「見る」という行為は、脳のはたらきです。目はカメラでいうところのレンズ、フィルム、モニターを兼ね備えています。

目の機能は、大きく2つの系統に分けられます。

1つは、光を取り込み、それを網膜にある視細胞で電気信号に変える系統。2つめは、

その電気信号を脳に伝える視神経伝達系統です。まずは光を取り込む系統について簡単に説明しましょう。

光が目に入ってくると、いわゆる「黒目」の部分の透明なドームの「角膜」と、レンズに相当する「水晶体」によって内側に曲げられ、光が網膜の上で像を結びます。網膜は、カメラでいえばフィルムにあたります。

水晶体は、厚みを変えることで、光を曲げる角度を変え（屈折力といいます）ますが、これにより、遠くだけでなく、近くから来た光もぐっと曲げることで、近くを見ることができます。近くを見るときには、毛様体という筋肉が緊張することで水晶体は自らの弾力で厚みを増し、屈折力を上げるわけですが、このように近くを見るために水晶体の厚みを変えることを「調節」といいます。

そうして入ってきた光が網膜の中にある視細胞に届くと、タンパク質が分解されて電気信号を起こします。取り込まれた光が視細胞で電気信号に変えられるまでが、1つめの系統です。

そして、2つめの系統へと続きます。電気信号が、視神経を通って、脳に伝えられます。目から脳へと伝えられた電気信号を解釈するのは脳細胞です。

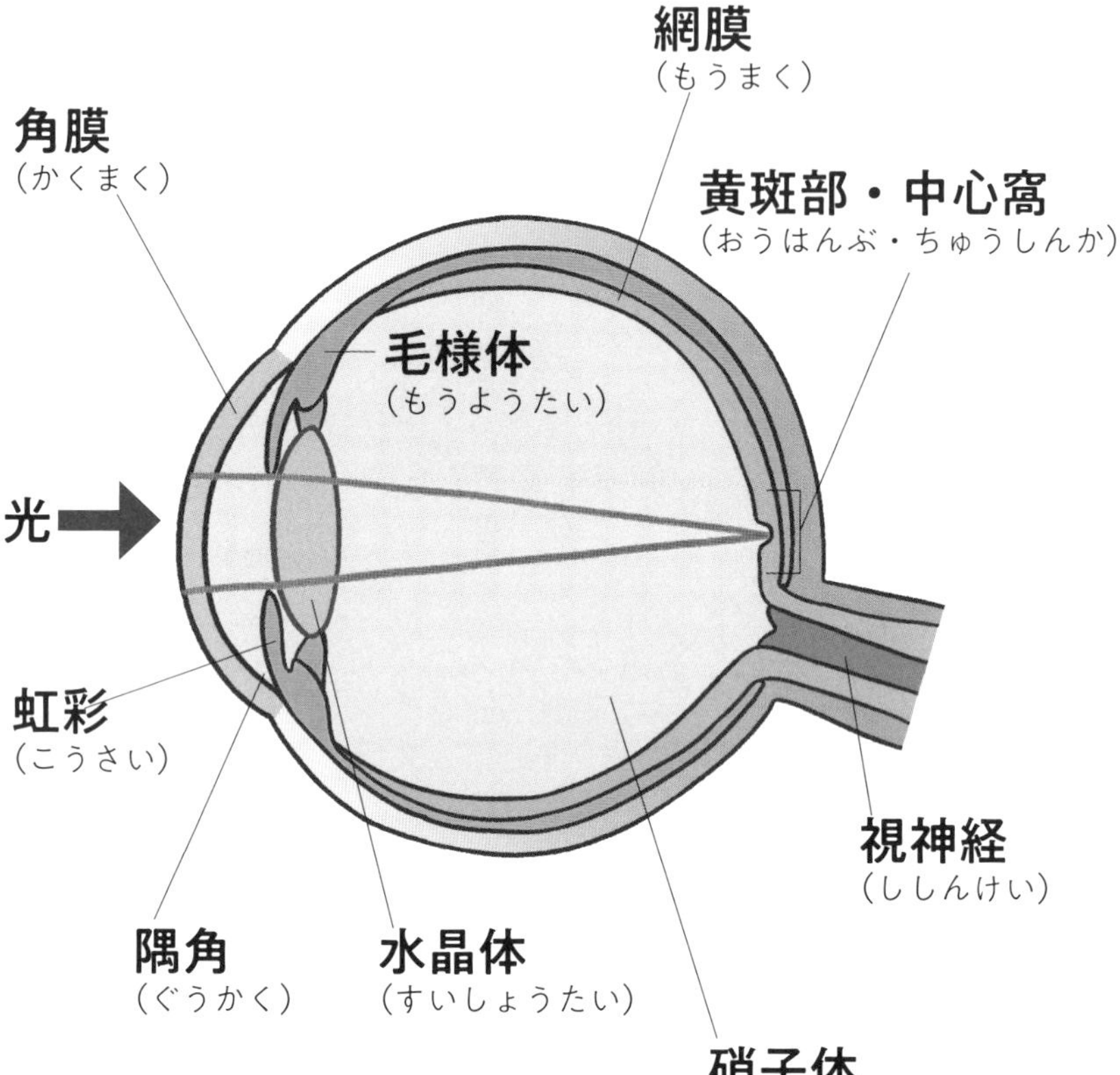
網膜
（もうまく）
角膜
（かくまく）
黄斑部・中心窩
（おうはんぶ・ちゅうしんか）
毛様体
（もうようたい）
光
虹彩
（こうさい）
視神経
（ししんけい）
隅角
（ぐうかく）
水晶体
（すいしょうたい）
硝子体
（しょうしたい）

電気信号はいったん脳の後ろにある後頭葉に伝えられて、一次視覚野（V1）という視覚信号の分配所で多数のバラバラの要素――線、傾き、色など――に分けられ、細かい要素情報が細胞毎に記録されます。

一次視覚野（V1）を取り囲むのは、視覚連合野と呼ばれる後脳皮質で、さまざまな視覚野は、それぞれの担当がちがいます。たとえば、V3という場所では「傾き」など、形の情報を受け取り、V4という場所では、「色」を受けもちます。脳の病気などでV4が障害されると、色を解釈できなくなり、色は存在しなくなります。

これ以外にも、「輪郭」や「動き」など、それぞれ認識するものがちがう「視覚野」が存在し、それぞれの場所が刺激されることで、視覚が成り立っています（40ページ）。

各所に分配された情報は、次に側脳に伝えられ、再びイメージが組み立てられます。このイメージが「何か」を解釈するのは、脳の前側にある前頭葉です。

この前頭葉は学習を繰り返して、過去の記憶と結びつき、この電気信号が何を見ているかを解釈するのです。

つまり「見る」というのは、最初に光の情報をとらえるのは目でも、何を見たか、記憶や認識をするのは脳の仕事なのです。

このように、光の情報をとらえる眼球の構造は大変複雑で、繊細かつ精密です。とても傷つきやすい存在であるにもかかわらず、むき出しなのですから、「取り扱い厳重注意」というものですね。どの組織が損傷しても、「見る」に影響してしまいます。

そして**脳も「見る」と関係する部位が損傷すると、たとえ眼球の全組織が健康であっても、脳の損傷部位が担当していた「見る」機能が失われます。**

たとえば脳梗塞になり、水晶体の厚みを調節する「動眼神経核」に異常が起こると、ピントが合いづらくなる視覚障害

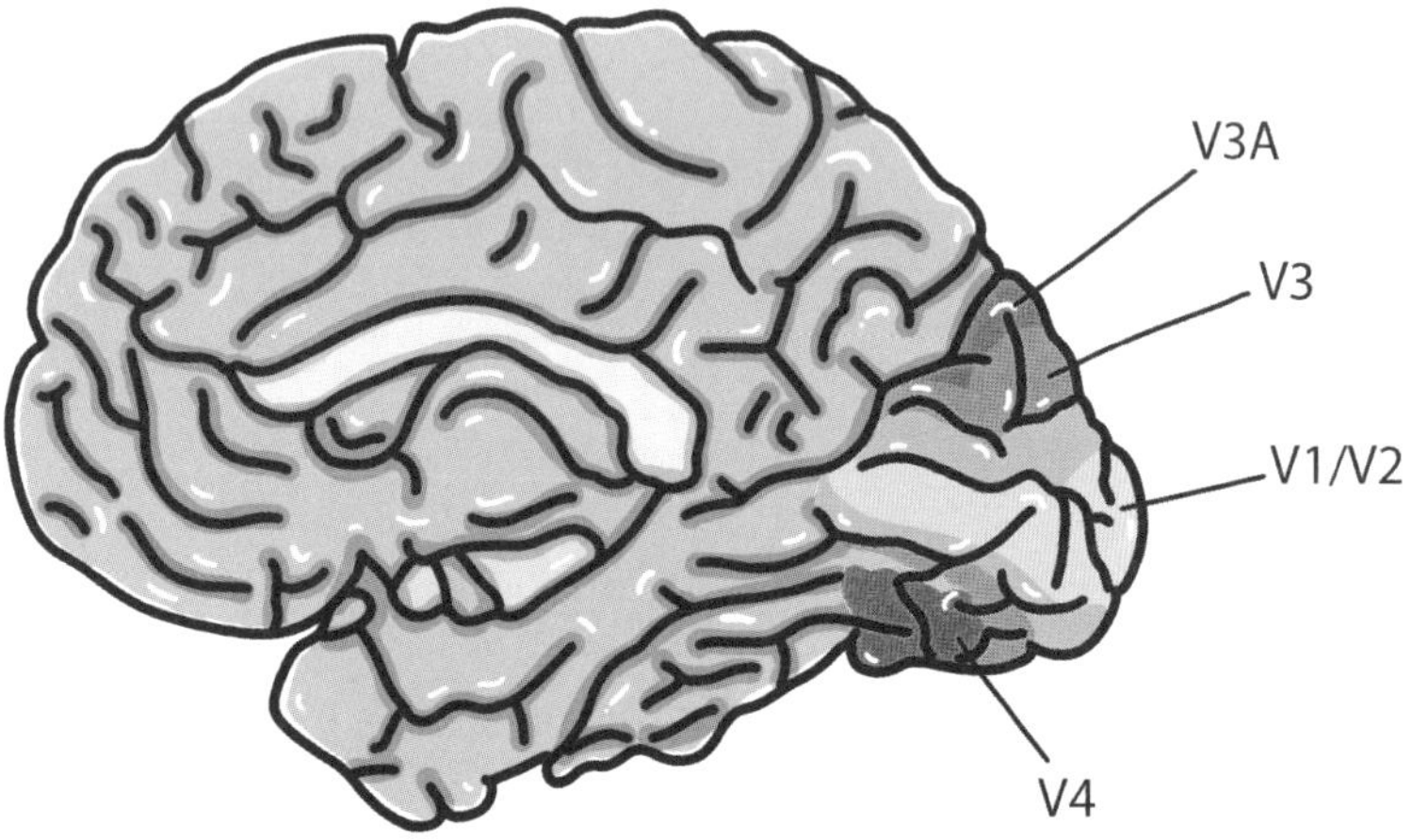

が起きます。また、脳梗塞で視覚連合野が損傷を受けると、色の認識がおかしくなったり、色を認識できなくなったりしてしまうのです。

眼科外科医の私は、「見る」が目だけのはたらきではなく、脳との連携であるため、脳についても研鑽を続けてきました。患者さんにとっては目の組織が大事なのはもとより、「見る」機能全体が大事なのですから、眼科医は脳科学や脳医学にも精通する必要があると思っています。

眼科医学に加えてそれらの学習を深めると、「見る」ことのすばらしさを再確認する学びも多くありました。そして、画家としての活動や偉大な画家たちの作品を理解することにも大いに役立ちました。

みなさんにもおもしろく読んでいただけそうな事柄を、いくつかご紹介しましょう。

人はどのように見ているか

まず、人はどのように見ているか、についてです。

目の構造上、光の情報をとらえるのは「網膜」と紹介しました。もう少し細かく言うと、その網膜にある「視細胞」が光をとらえます。ただし、視細胞は均一に存在しているわけではありません。

網膜の中心部分には、明るい場所で細かな形や色を見ることができる「錐体細胞《すいたい》」が集まっている黄斑部という場所があります。一方で、網膜の周辺部分には、明るさを感じる非常に感受性の高い「桿体細胞《かんたい》」と呼ばれる細胞が集まっています。

錐体細胞で見ることを「中心視」、桿体細胞で見ることを「周辺視」と呼びます。

たとえば、目の前を何かがさっと飛んだときは、この網膜周辺に多い桿体細胞の「周辺視」で感じ、大まかなイメージを得ます。その飛んでいった何かを目で追い、視線を向けて網膜中心の黄斑部の「中心視」で、その物体の色や形を確かめようとします。まず動きを見るのは桿体細胞で行い、鮮やかな色をしているとか、細かい模様や羽の形などを認めるのは錐体細胞。そうして私たちは「あれは鳥だ」と認識します。

桿体細胞は、「周辺視」を担うほか、暗闇で明るさを感じる「暗順応」という反応を担っています。

映画館に入ってすぐは真っ暗で何も見えませんが、しばらくすると目が慣れて座席や人影が見えてきます。これが暗順応です。暗闇で桿体細胞の感受性が上がり、見えてくるという現象です。

「周辺視」と「中心視」を使い分けて見る

「中心視」と「周辺視」――この見方は画家の観察の仕方と写真との違いを見るとよくわかります。

写真は中央だけでなく、どの焦点もすべてくっきりと映し出しますね。しかし、私がさっとスケッチした、次ページの絵をご覧ください。これは出張の際に見た「ミコノス島の風車」を私が15分ほどで描いたものですが、写真とはまったく異なった、「さっと見たままの印象」が描かれています。

このスケッチのような見方をするのが、人間の目。**つまり、人間が通常している見方は「周辺視」を中心とした全体像の把握です。**

ご自身がものを見るときを思い出していただくとおわかりでしょう。街中を歩いているときには、風景や動いている人々の群像をぼんやり見て、興味深いと感じたものがあれば、そこに目線を向けて、より細かい情報を得ようとします。

歩いている人々の顔などはほとんど認識していないけれど、待ち合わせの場所で恋人が待っているのを見つけると、そこに目線が釘づけになり、恋人の詳細な形や色を「中心視」で確認することになるのですね。

スポーツの世界も「周辺視」の見方ですね。剣道の選手は竹刀を見ないで相手の目を見ます。動きのある竹刀は周辺視で把握できるからです。

体操選手は床や平均台での競技でも、遠くを見て演技をします。足元は周辺視

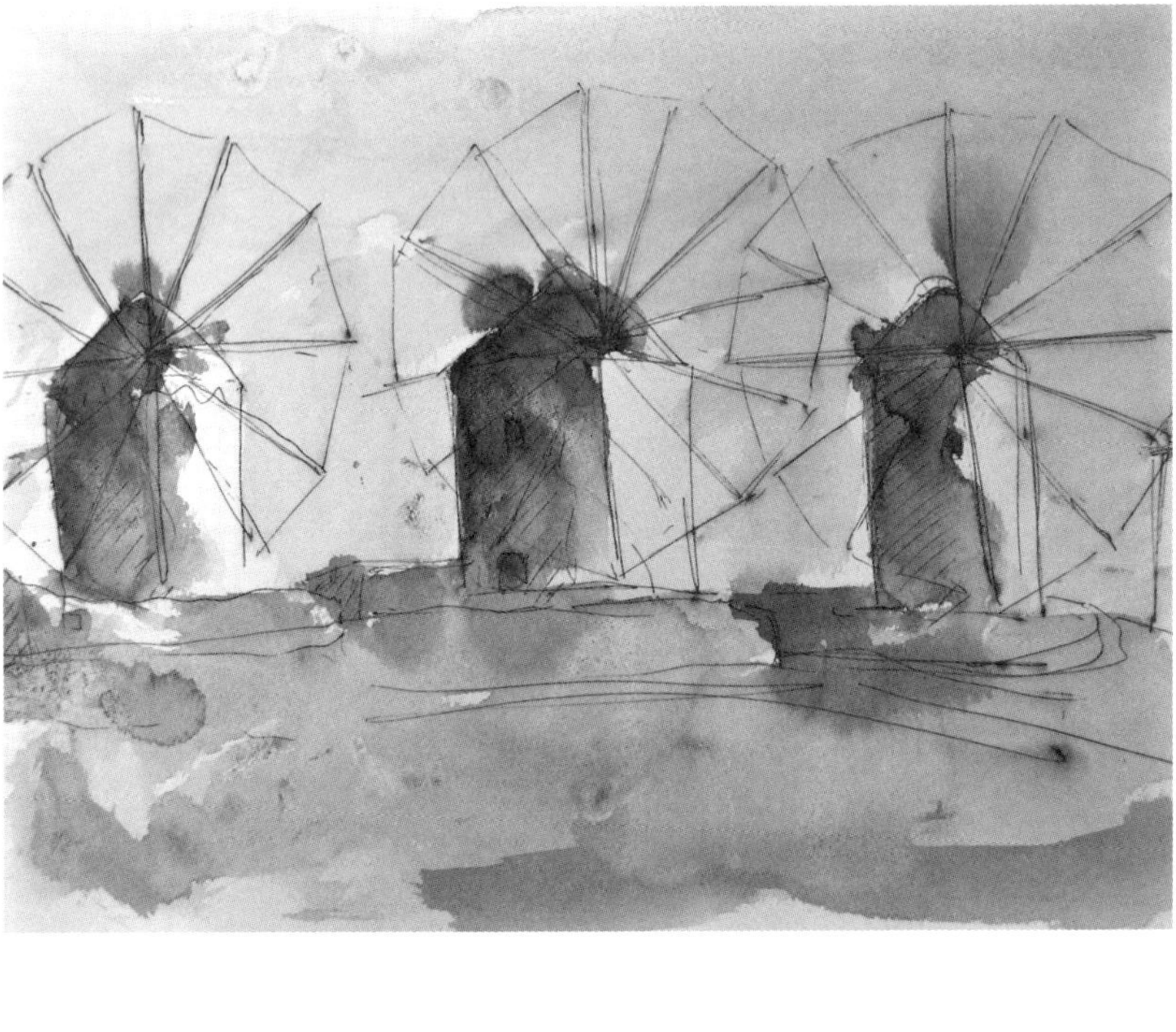

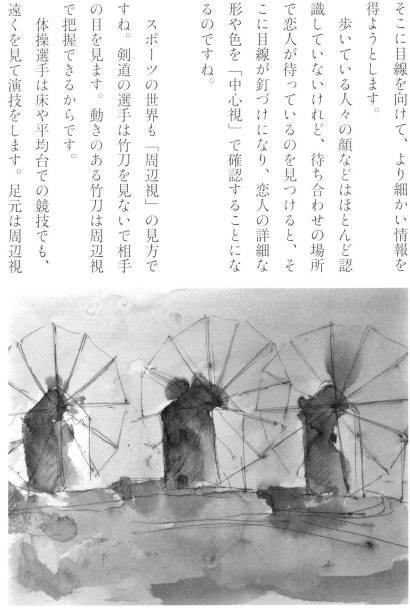

で見るほうが、全体像や動きを見るのに都合がいいからです。

一方で、絵を描くときに、時間をかけ細かく描いていくと、視点を変えてどんどんと重ねて描いていくことができ、かなり写真的な絵ができます。これは同じ画面に異なった時間軸で見た映像を一緒に描くためです。

私が絵を描く際にも、意味をもたせたり、テーマを強調したりするために、多くの映像や心象風景をとり混ぜて1枚の絵に組み立てることがあります。私のクリニックに展示している手術室の様子を描いた絵（11ページ）のようなものです。

写真のなかった時代には「写真のように描ける」ことが技量のある芸術家と評価されていましたが、風車のスケッチのような表現は、より自然な、人間らしい見方を絵にする現代的な芸術と言えます。違いを考えるとおもしろいものです。

「だまされたがり」の脳

色は脳によって「見分けて」いるもの

ものを見るうえで、重要な要素の1つが「色」を見分けることです。

人間は、なんと100万種類の色を感じることができるとされます。

日本にも「和の伝統色」と呼ばれ、「るりいろ」「うぐいすいろ」「もみじいろ」などと美しい名前がつけられた色がありますね。

それこそ「この服が好き」といった選別は色の要素も強いですよね。「好き」を選ぶとき、重要な情報が色です。また、信号の色など、人の暮らしの中で何かの象徴としての役割をもっている色もあります。

では、一体どうやって色の違いを感じているのでしょうか。

結論から先に言えば、色という絶対値は存在しません。

色のもとの情報は光（電磁波）で、波長と方向性をもっています。可視光線には約

400～800nmの違う波長の光があります。**簡単に言えば、3種類の錐体細胞の電気信号の差で波長の違いを見分けて、色として認識しているのです。**もう少し、詳しく述べましょう。

色彩は、「中心視」で見ます。網膜の中心の黄斑部には3種の錐体細胞が合わせて約700万個も集まっています。

長い赤色波長に感受性の高いL錐体（赤錐体）
中間の緑色波長に感受性の高いM錐体（緑錐体）
短い波長の青色に感受性の高いS錐体（青錐体）

何かに視線を向け、中心視で見たとき、黄斑部に光の集まりである焦点ができます。すると光が錐体細胞のタンパク質を分解して、電気信号が発せられます。

3種類の錐体細胞は一律に電気信号を出すのではなく、それぞれ感受性の合う光波長に応じた電気信号を発します。

その電気信号の差の比率を脳が感じて「色」と認識します。ですから色は最初から存在しているのではなく、脳の学習によって電気信号を「色」に結びつけているにすぎません。最終的には、ほかの情報、つまり形や大きさ、位置などとともに「見たもの」が再構築された後、前頭葉に送られると、過去の記憶とも引き合わされ、比較統合されて、「色」も含め、「見たもの」が理解されます。

色は、過去に見た色の記憶（＝学習）によって判断されるので、以前に学習したことがある色かどうかは大きな違いです。

何度も見ている「赤いリンゴ」を見た場合には特別な判断は必要ないけれど、微妙な色で、判断材料となる学習経験がない場合は、新たな判断をし、それが記憶（＝学習）に刻まれることになります。**つまり厳密には人の学習体験により、色の理解は違っているということです。**

色は〝在る〟というより、私たちが自らの機能をはたらかせて「見ている」もの。色は学習によって見えるものなのです。

「目の見えない人」が見ているものとは？

ところで、少し話はそれますが、目の見えない人は、「何も見えていないか」というと少し違います。

目は情報が入ってくる感覚器であり、それを解釈するのは目そのものではなくて、脳による行為だとお伝えしましたが、**目（視覚）から脳への電気信号が途絶えると、脳が勝手に電気信号を発するようになることがあります。**すると、まるで「無声のカラー映画のような映像」が見えます。

視力を失った人から、その場に誰もいないのに人が見えたり、車輪が空中を舞っていたり、自分のいる空間が黄金の輝く部屋のように見えたりする、などと聞きました。多くの人はこんな幻視を見ると、頭がどうかしたのではないかと驚きますが、実は、これは「シャルル・ボネ症候群」という、視力を失った人に起こる幻視現象です。

不思議な、ありもしないものが見えるのは、精神疾患による幻視とは違います。精神疾患による幻視では音が聞こえ、登場人物が話しかけたりします。

一方で、目が見えなくなったために起こる幻視は音がないのです。ですから視力が悪くなり、幻視が出ても、精神疾患の心配はありません。

このように、「幻視」など、そこにはいないものが見えるというのは、多くは過去の経験から脳が電気信号を「勝手に解釈」して、「ないものがあるように見えた」ということなのです。

だまされやすい脳のせいで見過ごされる「緑内障」

幻視とは違って、人間の脳には「見たいように見る」という困った性質もあります。脳はだまされやすいというか、だまされたがって、勝手に解釈するのです。

昔の話ですが、夜中に小腹が空いて、近くの横浜中華街に行ったときのことです。車中から、夜中も開いている中華料理屋を探していました。するとある店の奥に、赤いワンピースを着たきれいな若い女性店員が見え、思わず車を停めて、そこに入りました。しかし注文を取りに来たのは、赤い服の初老の女性で、ほかに店員はいません。驚き、がっかりし、自己嫌悪しました。まさに「夜目遠目笠の内」、脳が勝手に見たものを解釈していた、少々恥ずかしい自験例です。

脳の解釈で、人は容易にだまされますが、怖いのは、このせいで見過ごされやすい目の病気があるということです。これが日本では失明原因1位の緑内障です。

緑内障は視神経に異常が起こり、視野が欠けていく病気ですが、その欠けた視野を脳は勝手に補って見えるかのように解釈しようとする。ですから、ぼやっと見ているだけだと、緑内障の進行に気づかず、失明寸前になって気づくことが多いのです。

とくに両眼で見ている状態では、視野の欠けに気づかないことが多いのです。そのため末期になってようやく診察に来る方が多くなり、治療が手遅れになりがちですが、治療の遅れは、文字どおり目にとっては〝命取り〟になってしまうこともあります。

緑内障について、詳しくは141ページで解説します。

「色が見えない」は白内障のサイン？

生まれてからこれまで、私たちは美しい色をいくつも見て、学習を重ねてきたということですが、その機能が目の病気などによって障害されることも決して少なくありません。

とても身近な目の病気である白内障では、以前より光をまぶしく感じたり、ぼんやりして見にくくなったりすると同時に、色の識別がしにくくなる症状が出ます。

白内障だけではありません。網膜や神経などの目の病気で、緑内障、網膜色素変性症、糖尿病性網膜症、加齢黄斑変性などは、視力障害での失明原因の主な病気ですが、色覚異常もきたします。**「色が見えない」という色覚異常は、視力障害より早く自覚することが多いので、中高年以降は注目しておいたほうがいいことです。**

ほかにも、色覚中枢があるV５の脳腫瘍や脳梗塞など、脳障害があれば、色を見ることも理解もできません。色がこの世からなくなります。脳内のどこの場所の障害でも、見え方が影響を受ける——人は目ではなく「脳」でものを見ているのです。

さらには、薬などでも色覚異常が起こることがあります。色の見え方が以前とは違うと気づいたら、何らかの病気や薬の副作用かもしれないと考えることが早期発見につながります。

モネも白内障で「見え方」がここまで変わった

ところで、日本でも大変ファンの多いフランスの画家、クロード・モネも白内障で見え方に異常が出て、「もはや画家の目は失われた」と嘆き、苦悩した時期がありました。

世界的に知られるモネの連作に、自宅の庭の「睡蓮の池」の絵があります。日本式の太鼓橋がかかった池で、モネが60歳（1900年）から86歳（1926年）に亡くなるまで、何枚も似た構図で描き続けたことを知っている人も多いでしょう。

1900年にモネが60歳のときに描かれた「睡蓮の池」という絵では、印象派独特の光と影が描かれ、鮮やかな色彩に包まれているのに対し、22年後、モネが82歳になって描いた同じ場所の絵は、赤褐色のくすんだ色で形態も崩れて見え、同じ場所とは思えません。

76ページの2点の絵画を見比べてみてください。

絵画の評論家は、妻アリスや長男ジャンの死がきっかけとなり、精神的ショックで画風が変わって「これが抽象画の始まり」と説明しましたが、これは典型的な、白内障が進んだ人の見え方です。

記録によるとモネは、1912年に地元の眼科で白内障の診断を受け、その後、多くの著名な眼科医の診察を受けていました。手術を勧められましたが、当時の技術のひどさを恐れて手術を拒否していました。同時期、ドガやモネと親交のあったメアリー・カサットは白内障手術を受けましたが、結果が悪くて両眼失明しています。

1918年のモネの手紙には、「もはや色も判らず、赤も土色にしか見えず、桃色や中間色はまったく見えない。青や紫また濃い緑は黒く見える」と、色の識別ができないことを嘆く記述があります。白内障が進行し、モネの制作の障害となっていたのです。

白内障の診断から8年後の1920年、モネの友人でもあったフランス首相・ジョルジュ・クレマンソーが国家プロジェクトとして、モネの睡蓮の大作をオランジェリー美術館に展示することを決めます。このために「もはや失明状態である」としたモネも1923年に、右目だけ白内障の手術を受けたのです。

当時の手術では眼内レンズという人工水晶体はなく、手術後に分厚い凸レンズのメガネをかけるという処置でした。モネは訓練により矯正視力は0・4まで改善して、青や紫や緑が再び見えるようになりました。

1925年には睡蓮の大作を積極的に描いています。2メートル四方の大きなキャンバスをつなぎ合わせて、オランジェリー美術館の壁面を飾る絵画を1926年12月に86歳で亡くなる寸前まで描き続けたのです。この睡蓮の大作は翌1927年に無事納入されました。すべてつなぐと幅100メートルにも及ぶ大作は、フランスの至宝として世界に知られています。

目の衰えとは何か？　老化はいつから？

「近視」「遠視」「乱視」「老眼（老視）」

年を重ねると、多くの方に「近視」「遠視」「乱視」「老眼（老視）」が見られます。
視力検査は、非常に身近な視機能の検査ですが、これは、遠方5メートルの距離で視力表を見るものです。

水晶体を厚くして焦点を合わせようとするのを「調節」ということを先にお伝えしましたが、この調節が入ると、焦点の位置が変化して、安定した検査ができません。調節が入らない、この5メートルの距離での視力を測ります。

このとき、見ているものからの光は平行な光線として目に入ってきて、平行光線は角膜でまず内側に曲がります。内側に曲がった光はさらに次の水晶体という凸レンズでより内側に曲がります。2段階に光が曲げられて内側で重なる焦点を結びます。

ところが、この光の屈折や焦点の位置に異常が起こると、くっきりとは見えなくなりま

す。それが、「近視」「遠視」「乱視」です。

5メートル離れたこの距離で1・0ほど見える目を「正視」といいますが、現代は正視の人の割合は、非常に少なくなっているのが現実です。正視の人の目の長さ（眼軸／角膜から網膜までの長さのこと）は、約24ミリほどです。

一方で、「近視」の人は、この5メートルの距離で視力表がよく見えません。近視の人の目は、長くなっていて、たとえば視力が0・1の人では、眼軸は25ミリまで伸びています。

眼軸が長いほど、入ってきた光の焦点を結ぶ点は目の内部（網膜の手前側）に来てしまい、遠方がよく見えません。近視の目は、伸びてしまった目、ということです。

覚えておいていただきたいのは、眼軸が1ミリ伸びるだけで、視力が1・0から0・1まで落ちてしまうということ。わずか1ミリの差と思うなかれ。「目が伸びる」ということは想像以上に大きな問題です。強度近視の人では、眼軸が30ミリほどの人は日本にも多いのです。**遺伝的な近視もありますが、後天的には、眼球が柔らかくて、眼圧によって目が伸ばされて長くなり、近視が進みます。**

正視（正常）

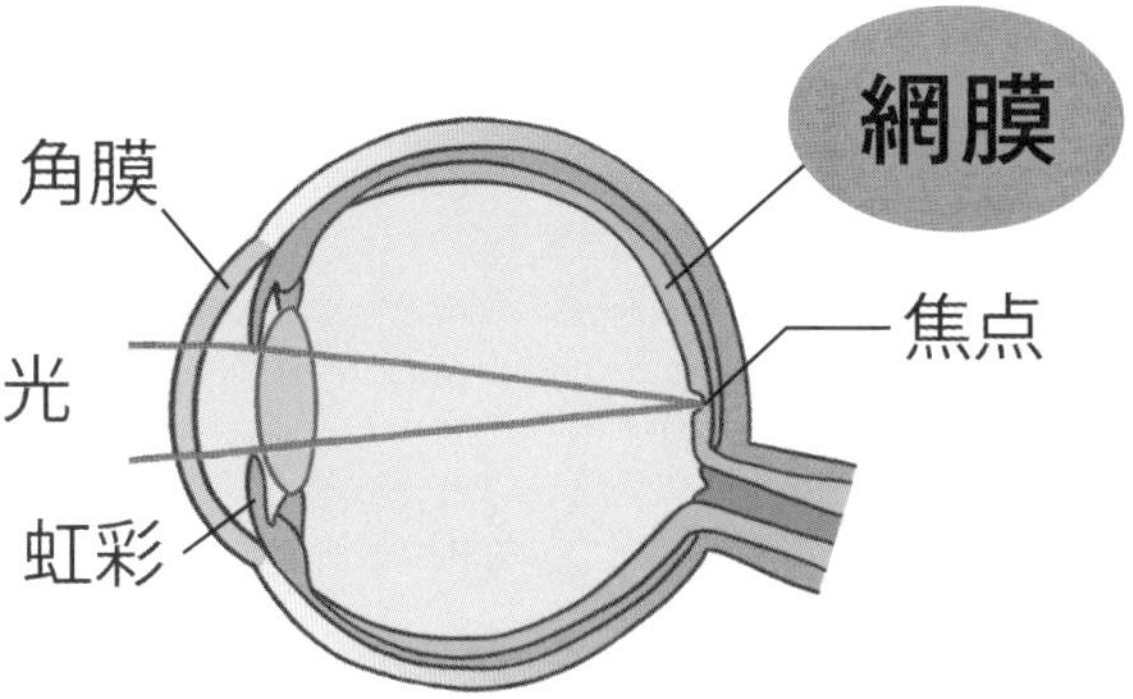

網膜上に焦点が結ばれきれいに見える

近視

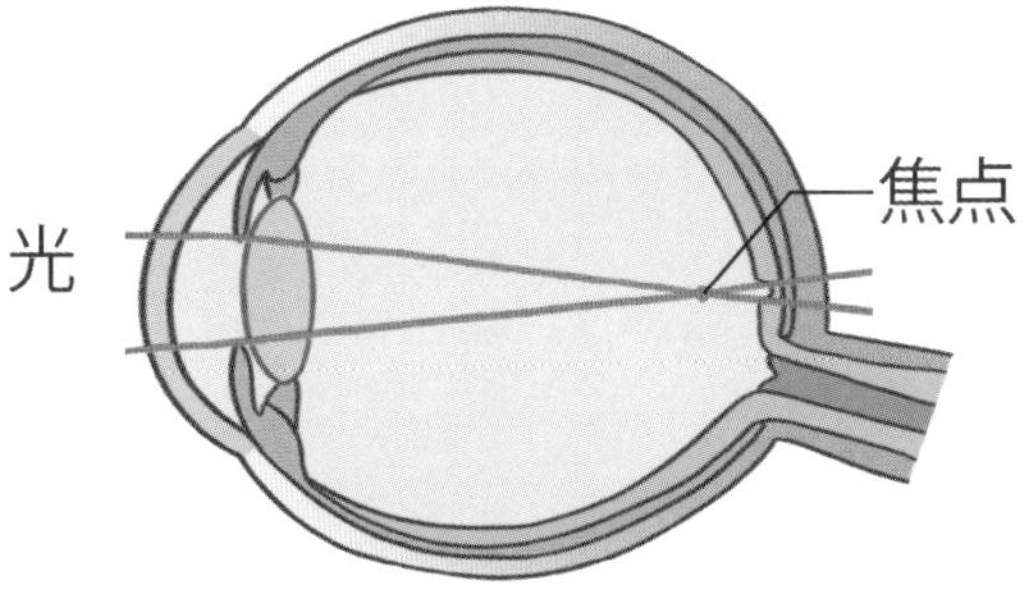

眼軸が長くなっている網膜の手前に焦点が結ばれる

遠視

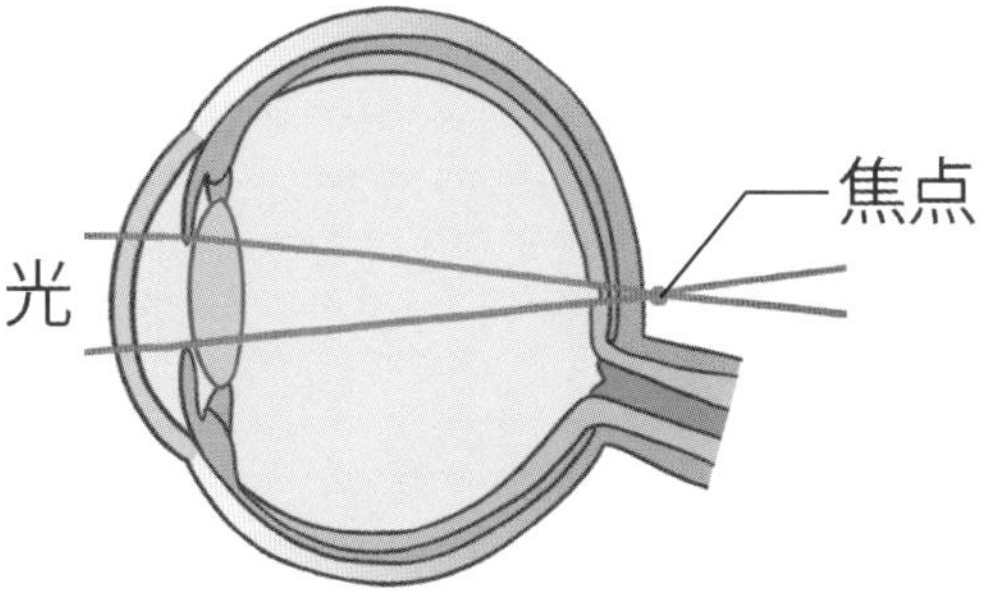

眼軸が短くなっている網膜より奥で焦点が結ばれる

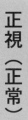

一方で、「遠視」とは目（眼軸）が短い目です。

平行に入ってきた光線が結ぶ焦点が、目より外側にはずれてしまいます。**「遠視」の人は、遠方を見る際も、遠視の部分を調節するために、毛様体筋が緊張して水晶体を厚くしてカーブを強くし、光をより強く曲げなくてはなりません。このために、常に目が疲れます。**

とくに近くはより調節が必要なので、より見えにくいのです。つまり調節力が落ちて近くが見えにくい「老眼」を早くから感じます。

ただし、子ども時代は眼軸が短いので遠視であることが一般的です。しかし、遠視が強すぎると、それを調節しようとして、より強く、水晶体を膨らます調節をします。この調節は近くを見る行為なので、調節と同時に目を内側に寄せる輻輳《ふくそう》反射が起きます。このために、通常より強い調節によって、内側に向くのもより強くなることで内斜視となります。これを、「調節性内斜視」と呼びます。

このような調節性内斜視はメガネで治せるので、内斜視手術をしてはいけません。

しかし、学校の視力検査では遠視を見落とすことが多い。子どもで著しく集中力がないとか、近くを見ていて内斜視が起きたなどがあれば、眼科で正しい視機能検査を受けてください。

繰り返しますが通常、小児では眼軸が短くて「遠視」の目です。これが成長に従って眼軸が伸びて遠視が軽くなります。

成長につれて眼軸が伸びるのは、一般的に6歳から12歳の間です。つまり小学校時代に眼軸が伸びることで近視化し、通常は思春期頃までに治まります。

子どもの目の話を続けますが、近年の子どもたちの近視化率は、我々の子ども時代の約2倍以上です。

原因となっている社会的要因で注目すべきは、子どもたちが太陽光の下で十分に活動しないことです。

昭和の子どものように外でみんなで遊んだり、運動したりすることなく、近年の子どもたちは、小学生のうちから家の中で過ごしたり、塾に行ったりしている。それが、近視が増えている大きな原因です。

目の組織の多くは膠原線維という線維でできています。この膠原線維は太陽の紫外線や紫青の短波長可視光線を浴びて、太くなったり、互いにくっついて束になったりして、眼

球が硬くなります。眼球が硬くなれば、眼圧で伸びにくくなり近視化も防げます。

太陽光を浴びる時間が短ければ、膠原線維が細く弱いために、眼球の圧力によって、目がどんどんと伸ばされてしまうのです。

近視を予防するために、6歳から12歳の間は、毎日2時間は外で太陽光を浴びるよう、大人が気をつけてあげるのが望ましい。子どもは大人と違って代謝がよく、体内の抗酸化物質が豊富なので、太陽光の紫外線の問題はあまりありませんから、子どもの外遊びにサングラスの必要はありません。

近視が止まらないなら「強度近視」という病気

20歳を過ぎても近視化が止まらない場合、眼軸が非常に長い強度近視となります。

強度近視は眼球が長く伸びるために、視神経が圧迫されて血流も悪くなり、多くが緑内障となります。また、網膜が伸び切ってしまい、網膜の端である鋸状縁近辺で網膜に裂け目が出ます。これが大きくなると網膜剥離となるのです。

強度近視は病気であり、メガネでも視力矯正は難しくなります。

6歳から12歳までの子どもは、太陽光を浴びて膠原線維を太く硬くすることで、眼軸が伸び続けて強度近視となるのを防ぐとお伝えしましたが、**紫外線によって膠原線維を太くすることで眼球の硬さを保つ方法は、大人にも効果的で、紫外線で近視治療をする機械があります。**

紫外線吸収率を上げるビタミンB点眼をして、医療用紫外線を目に30分浴びせる方法です。しかし、大人は子どもにくらべて新陳代謝が悪いので、紫外線による細胞障害が起きて、白内障を進めてしまう可能性もあり、マイナス要素もあります。

強度近視の場合、比較的若い人でも軽い白内障があるならば、後に述べる白内障手術で多焦点レンズ移植術を行えば裸眼で1・2以上の視力が出て、どこもよく見えるようになります（乱視・老眼も治ります）。白内障がない場合には、有水晶体眼内レンズのＩＣＬ移植での近視矯正治療ができます。

乱視を起こす「角膜の歪み」とは？

乱視とは、角膜や水晶体に生じた歪みのせいで、光が網膜の1点に集まらず、ものがぶ

れて見えたり、ぼやけて見えている状態です。

角膜とは、日本人であれば目の黒い部分、黒目のところです。黒目はほぼ円形であると考えられるわけですが、やや横に長く縦に短い、楕円になっています。

水平方向に目に入ってきた光が結ぶ焦点と、垂直方向に入ってきた光が結ぶ焦点とのずれが生じることが乱視の原因です。

子どもの場合、角膜がラグビーボールを横に置いたような「やや楕円」、つまり横長で、こうした角膜は「直乱視」という乱視タイプです。たとえそうでも、子ども時代には水晶体の調節機能が優れているので、乱視も調節されやすく、見ることに不自由はありません。

しかし、この調節能力は20歳頃にピークを迎えます。さらに同時に角膜の膠原線維もゆるんでくるので、この頃からは歪みが横長とは反対の縦長のタイプ、「倒乱視」方向に変わってきます。すると、言わば「相殺」され、「乱視が減る」現象が起きます。

ただし、中高年になるとさらに調節力が衰え、角膜の膠原線維のゆるみによる「倒乱視」は悪化します。それでものが重なって見えるなど、生活に支障をきたす乱視による視力低下となります。とくに倒乱視は見えにくい状態になります。白内障手術で多焦点レンズを移植する際、よい裸眼視力を得るためには、レンズによる乱視矯正が非常に重要になります。

水晶体が弾力を失い、調節力が低下する「老眼」

先ほど、目に入ってきた光を曲げる水晶体の屈折の話をしましたが、屈折力は、水晶体の弾力性に左右されます。

若いときは弾力があり、近くを見たいとき、さっと水晶体の厚みを増し、屈折力を調節して、網膜に焦点を合わせることができます。

ところが調節力のピークは20歳頃。**加齢とともに、水晶体は徐々に弾力を失い、厚みを調節して膨らませることができなくなるのです。そのため近くのものが見えにくく、新聞や本を読むのがつらくなってしまう。これが「老眼（老視）」です。**

「老」の字がついているので、中高年以降の問題と考えられがちですが、実は調節力の問題なので、遠視の強い方のなかには、30代でも老眼を自覚することがあるということです。

白内障になると「見えにくい」もの

白内障とは誰もがなる可能性がある、もっとも一般的な目の病気です。**カメラで言えば凸レンズに相当する「水晶体」が、濁ってしまう病気が「白内障」です。老化によって水晶体の細胞のタンパク質が濁り、変質してしまうために、光がさえぎられ、見えなくなるのが「白内障」です。**

年齢を重ねれば肌（皮膚）が変質するのとほぼ同じ変化と言えますから、個人差はあるものの、年をとれば誰でも白内障になる可能性がある。つまり、人生１００年時代には誰もが「いずれなる」と思って、備えるべき病気です。

白内障になると、くもりガラスを通して見るようなもので、視力が落ちます。

初期の症状としては、光が乱反射するので、ものがいくつもだぶって見えることなどがあります。

また、本来は無色透明な水晶体が黄色から茶褐色の色味を帯びてきます。このために反対色である青味がかった色が吸収されて見えなくなります。

ガスコンロの炎の色は青色ですが、白内障の患者さんはこの青色がわからなくなるので注意が必要です。火に気づかず火傷をしたり、火事を起こす危険もあります。

そして中間色の薄い赤字が読めなくなります。銀行や行政の重要説明事項が薄い赤字で印刷されていると、白内障の人には読みにくいのです。大切な項目を見落とさないように気をつけてくださいね。

白内障の「様子見」が引き起こす「緑内障」

そんな身近な白内障について、ぜひとも知っておいてほしいことは、「緑内障」との密接な関係です。

白内障を「誰もがなるから」と軽く考え、「手術はいよいよ見えなくなってから」などと放置してしまうと、時間差で緑内障を引き起こしてしまいます。

白内障が進行すると、水晶体の変質が進みます。その影響で水晶体は厚みを増すことになり、角膜と水晶体の間を通過する「房水」の通り道となる「隅角」が狭くなるのです。

房水の流れとは、血管のない角膜や水晶体に酸素や栄養を運んでいる大切な要素です。

その通り道がさまたげられると、眼圧が上がり、視神経の障害や細胞死から視野が欠けていく緑内障を起こしてしまいます。

眼科医学の国際学会では**「緑内障の手術治療で、最初にすべきは白内障の手術である」**と宣言がなされたほど2つの病気は関係があるのに、日本ではあまりその世界の常識が普及していません。

白内障では、現在、手術しか治療法はありません。症状を改善し、悪化を止める効果がある点眼薬は世界のどこにもないのです。

緑内障の合併を防ぐためにも、「見えにくくなった」と感じたタイミングで早めに白内障の手術を受けましょう。適切な白内障の手術後は、多くの場合、「隅角」が広がり、房水の流れが改善されて、眼圧も下がります。

目には全身の健康状態が現れている

日々、患者さんの眼底の血管を診察していると、目の病気とともに、全身の血管やその病気が見通せることが少なくありません。

もっとも一般的なのは、糖尿病です。糖尿病も全身疾患ですが、目の異常のために眼科を受診した結果、糖尿病であるとわかる方が非常に多いのです。

糖尿病は血管の病気ですが、多くの代謝異常を起こし、白内障や緑内障、そして糖尿病性網膜症や網膜剥離などを引き起こします。

糖尿病だけでなく、ほかにも全身疾患が原因で目に症状が出ていることもあります。

たとえば、関節を中心に全身の組織の炎症が起こる自己免疫疾患の**「関節リウマチ」**では、眼球を包む膜であるブドウ膜にも炎症が起こることがあります。眼科での診察で、そのような病気の可能性が指摘されることもあるので、早期受診が大切です。

また、**「膠原病」**も眼科で見つかることがあります。膠原病は細胞と細胞とをつなぐコラーゲン（膠原線維）に異常が出る疾患ですが、目はこのコラーゲン（膠原線維）の割合が非常に多い組織です。

とくに、角膜や水晶体、目を包んでいる眼球強膜などは、この膠原線維を多く含んでいて、膠原病になると、眼球を包んでいるブドウ膜が炎症を起こします。リウマチは関節に炎症が起きるので、炎症が起きている場所はちがいますが、免疫異常という点は同じです。

普段から直に眼底血管を診察し、網膜手術を行っている眼科外科医は、全身管理もできないといけないのです。目には全身の健康状態が現れますから、それをきちんと診断し、治療に導くのは眼科外科医の大切な仕事です。私自身、免疫異常や糖尿病など全身疾患をコントロールすることも同時に行うようにしています。

目も「糖化」の危険にさらされている

糖尿病の話をしましたが、たとえば、モネも苦しんだ白内障という病気は、**水晶体の細胞構造「クリスタリンタンパク」に糖分がへばりついた「糖化」**が大きな1つの原因です。

みなさんも「糖化」という言葉をご存じでしょう。体の中の余った糖とタンパク質が熱によって結合し、終末糖化産物（ＡＧＥｓ）をつくり出してしまうことです。

糖化自体はとても身近な化学反応で、たとえば、こんがりキツネ色に焼けたトーストや香ばしく飴色に焼けた北京ダックなど、みなさんもよく目にする「褐色への変化」が糖化の姿です。

体内に余分な糖が多ければ、体の中でこの糖化が起こり、終末糖化産物（ＡＧＥｓ）が増えます。すると血管や肌、骨などの細胞の老化を加速させ、病気をまねく糖化ストレスとなります。また、終末糖化産物（ＡＧＥｓ）をたくさん含んだ食事をとることでも同様の影響があります。

白内障の患者さんの場合、水晶体に糖化の悪影響が出たということは、全身で同じことが起こっている可能性が高く、眼底の血管もそれを示す状態になっています。

そして糖化は、**「酸化」**によって加速します。

「酸化」とは、光などによって細胞障害を起こすときに活性酸素やフリーラジカルが出ること。年を経ると抗酸化物質が減るので、細胞が中和できずに不安定な状況になります。その結果、細胞が変性したり、破壊されたりして、老化現象を起こします。

大気汚染や光の電磁波、紫外線などの短波長光も酸化をまねきます。さらに睡眠不足や強いストレス、もちろん食生活も関係します。

そして糖化や酸化で死んだ細胞などを排除しようとすると**「炎症」**が起きます。

本来なら炎症は、何らかのストレスに対する反応で、体をまもる免疫のはたらきです。

しかし糖化や酸化が増えすぎると、炎症が繰り返され、慢性炎症となり、炎症性の病気の原因になってしまうのです。問題がある炎症が起きているかどうかは、血液検査ではCRPという値でもある程度は確認できます。CRPは炎症が起きたとき、血清中に増えるタンパク質です。

つまり、全身をめぐる血管は、「酸化・糖化・炎症」の負の連鎖の舞台となることが多いので、「血管」や「血流」の問題が原因となっている病気が多いわけです。

血管を直視下に診察する意味はそこにありますし、それができるのは眼科外科医なのです。

目の健康をおびやかす現代事情

現代生活では「老化」が低年齢化

目の老化や病気について、基本的に理解しておきたいことがもう1つあります。**それは目の老化が始まったり、病気になったりする人が「低年齢化」しているということ。**かつては中高年になってから症状が出ていた病気で、子どもや若い人が受診することが増えています。

それは高血圧や糖尿病などが子どもたちに増えている、小児生活習慣病の増加とも重なっています。目も、老化や病気の原因となるのは「生活習慣」であることが多いので、同じなのですね。ピンときた人もいらっしゃると思いますが、小児に糖尿病が増えれば、糖尿病性網膜症のリスクがある子どもが増えるということです。

中高年も若い人も、同じ「生活習慣」が原因で老化や病気になるのです。

目の病気で、日本では失明原因4位の「加齢黄斑変性」は病名に〝加齢〟などとついているので中高年限定の病気と考えてしまいそうになりますが、これも患者さんが低年齢化してきています。

この病気は、長期間（おおむね20年）、紫外線や、LED照明に含まれるブルーライトなどの有害光線を見続けた害で起こる病気で、年齢より被害を受けた期間の長さが問題だからです。幼児の頃からスマートフォンやタブレットを長い時間、見続けていれば、成人する頃に病気になる可能性もあるわけです。

加齢黄斑変性について詳しくは183ページをお読みください。

たち遅れたままの日本の眼科医療

いくつか目の病気も紹介しながら、目の衰えと老化、それをまねく現代社会の生活環境などについてご紹介しました。

目の健康をまもること、そして必要な医療を受けることの大切さを感じていただけたでしょうか。感じていただけたなら、ぜひご自身の目を大切に、まもる行動をとっていただきたいと願います。次の章では目をどうやってまもるか、生活の中でできることをご紹介しますので、ぜひセルフケアに活用してください。

一方で、目をまもるために「必要な医療を受ける」ことが本当に大切なのですが、残念ながら日本の眼科医療を全体的に見渡すと、世界の中で「後進国」といわざるを得ない状態です。

そのため、日本で眼科医療を受けようと思う人は、世界水準の医療を提供することができる医療機関を探し、「選ぶ」意識が必要になります。みなさんにとってかけがえのない目の医療のことなので、厳しい現実も含めてお伝えしましょう。

私は子どもの頃から海外にあこがれ、米国海軍病院でのインターンも経験しています。その後、主にアメリカとドイツで最新の眼科手術の研鑽を積みました。

眼科医療先進国の1つ、アメリカで「世界一の眼科外科医」をめざした日々には、同僚から「ヒデ、日本人はいつ寝るの？」と聞かれるほど、寝食を忘れて学びました。

アメリカでは医学部の中でも眼科外科医は憧れの的。今も昔も、優秀な人が集まりますから、誰にも負けたくなかった。国家試験に受かってようやく半歩前進。夢をかなえるには医師になってからの猛勉強と、世界最先端の臨床への参加、同時に国際的な眼科学会に挑戦することが必須と思ってきました。

これまでにアメリカの眼科学会の最高賞をたびたび受賞した後、一時的に、審査員や選考委員といった立場になった時期もありましたが、私自身は常に「チャレンジャーでい続けたい」と、審査員をやめ、再び挑戦を開始しました。できることなら、名誉より、過去の自分さえ否定して科学の真実を追究するチャレンジャーでいたい。

そんな思いで、眼科医学の世界最先端の現場でもまれ、育ててもらったと感謝しているのですが、日本の眼科医療に貢献したい思いで帰国したとき、本当に驚きました。

帰国以前から、日本の眼科医学の教科書の誤訳・誤認の多さに気づいていましたが、臨床現場の知識や治療技術も世界水準から二歩も、三歩も遅れている印象をもったからです。先進国では否定されている治療法、たとえば、バックリング網膜剥離手術とかPDT（光線力学的療法）など、時代遅れの方法が残っていることも目を疑いました。それで迷惑をこうむるのは患者さんです。私は大きな失望を感じ、なんとか日本人の目をまもるために力を尽くしたいと思いました。

かけがえのない目をまもるには、患者のみなさん自身も、病院の大小にかかわらず、世

界水準の医療を提供することができる医療機関を探し、「選ぶ」意識が必要なのです。

正しい知識と行動で目の病気は治せる

長寿は日本だけの現象ではないので、世界的に「目をまもる」ことは重要な課題としてとらえ直されています。そのため世界水準で考えれば、目の病気に対する治療法は日進月歩で革新されていて、希望があります。

本項の見出しどおり、正しい知識をもち、行動すれば目の病気は治せるし、100歳を迎えても「美しいもの」「見たいもの」を見て、晴れやかな気持ちで過ごすことができるのです。

そのために大切なことは、

- **日常生活でかかる「目の負担」を軽減し、目をいたわる「積極的休養」をとる**
- **病気のきざしを早期に見つけ、早めに適切な医療を受ける**

この2つで、実にシンプルです。これからの章で、その具体的なやり方をご紹介していきましょう。

白内障によるモネ絵画の変化

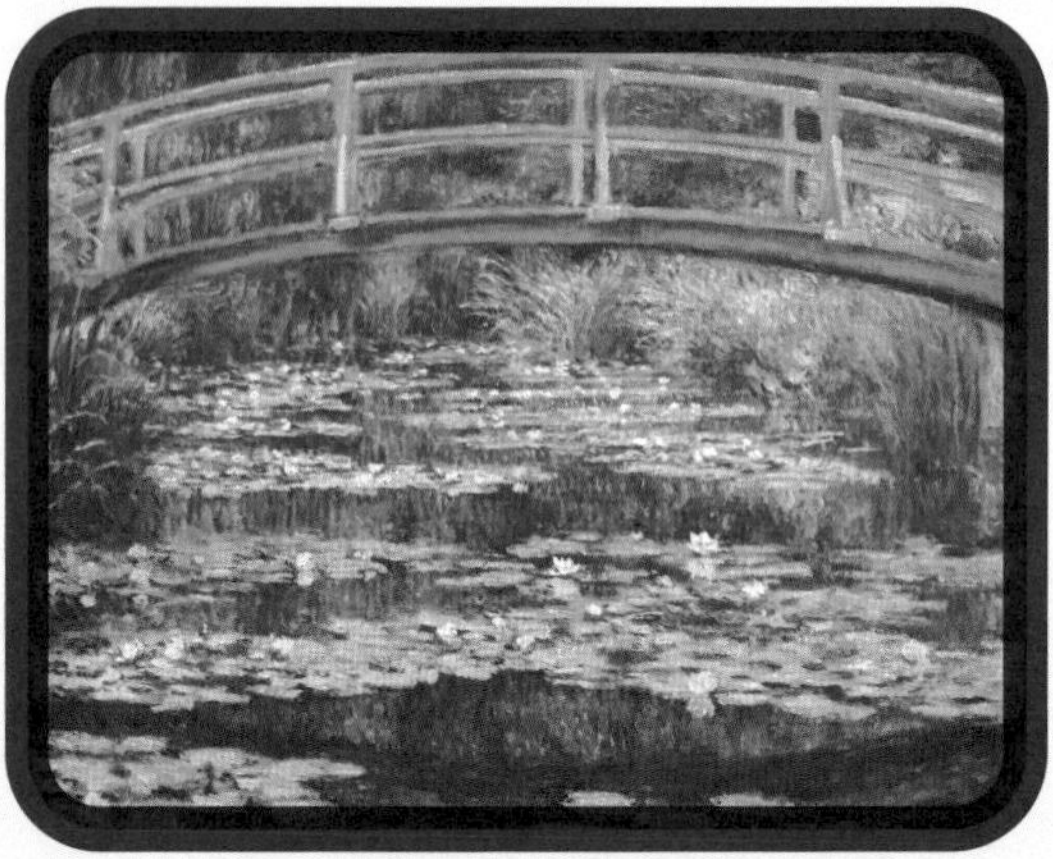

１９００年にモネが60歳の時に描かれた「睡蓮の池」は、印象派独特の光と影が描かれ、鮮やかな色彩に包まれています。

（モネ「睡蓮の池」1900年／メトロポリタン美術館、筆者撮影）

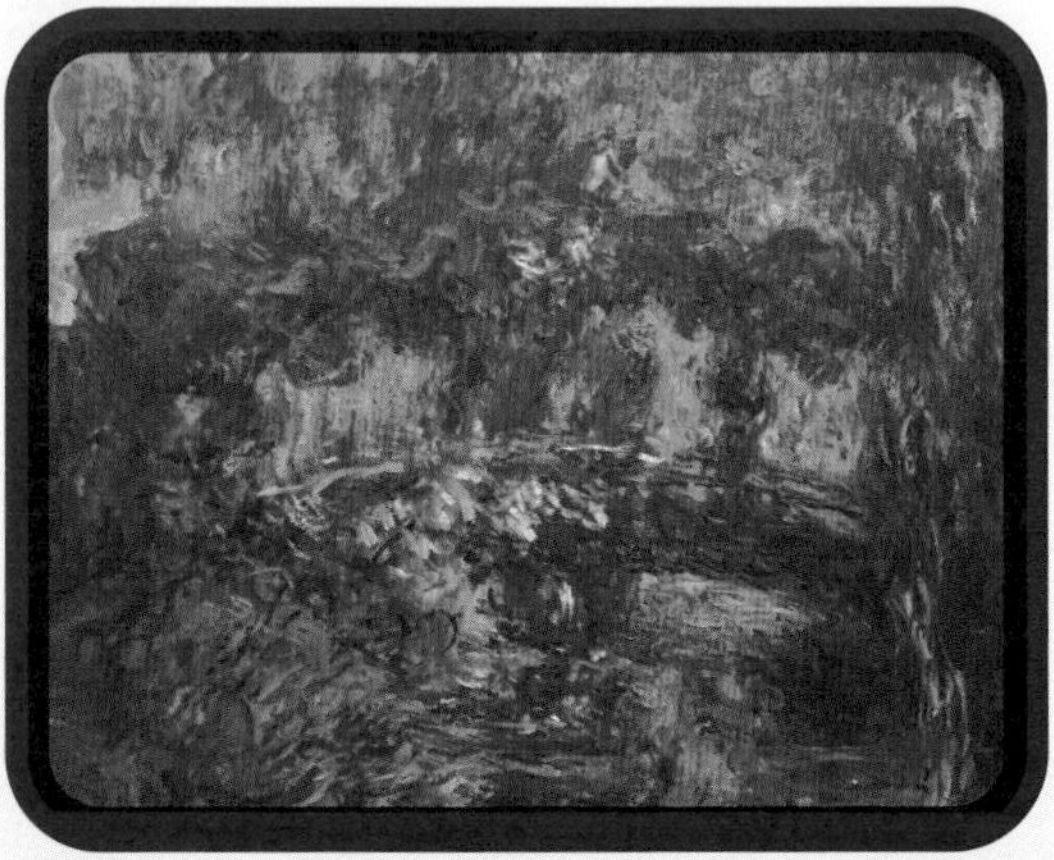

一方、22年後、モネが82歳になって描いた同じ場所の絵は、赤褐色のくすんだ色で形態も崩れ、同じ場所とは思えません。

（モネ「ジヴェルニーの日本風の橋」1922年／シカゴ美術館、筆者撮影）

第2章

あなたと家族の目をまもる「生活」

目をまもるためにしてはいけない「4つ」のこと

雲に浮かぶ町に心が震えた

私にとっては、人生を楽しむために美術活動が欠かせませんから、目がとても大切です。そして、海外での眼科学会や講演、美術に関連する活動などの折に出会う、異文化の、すばらしい風景。「世界の広さ」を見ることも大きな楽しみになり、美術活動の糧にもなっています。目は、命の次に大切な、我が人生のよきパートナーです。

2018年にイタリアのヴェネチア・ビエンナーレという芸術の祭典に、私は自分が描いた絵画作品6点を出品しました。その際、フィレンツェの郊外にある「チヴィタ・ディ・バーニョレージョ」という小さな町を訪ねました。

その町から少し離れたところに古い宮殿をいくらか改装したホテルがありました。そこに泊まって、翌朝、霧が出ている時間に外に出て、眺めると、天空にチヴィタ・ディ・

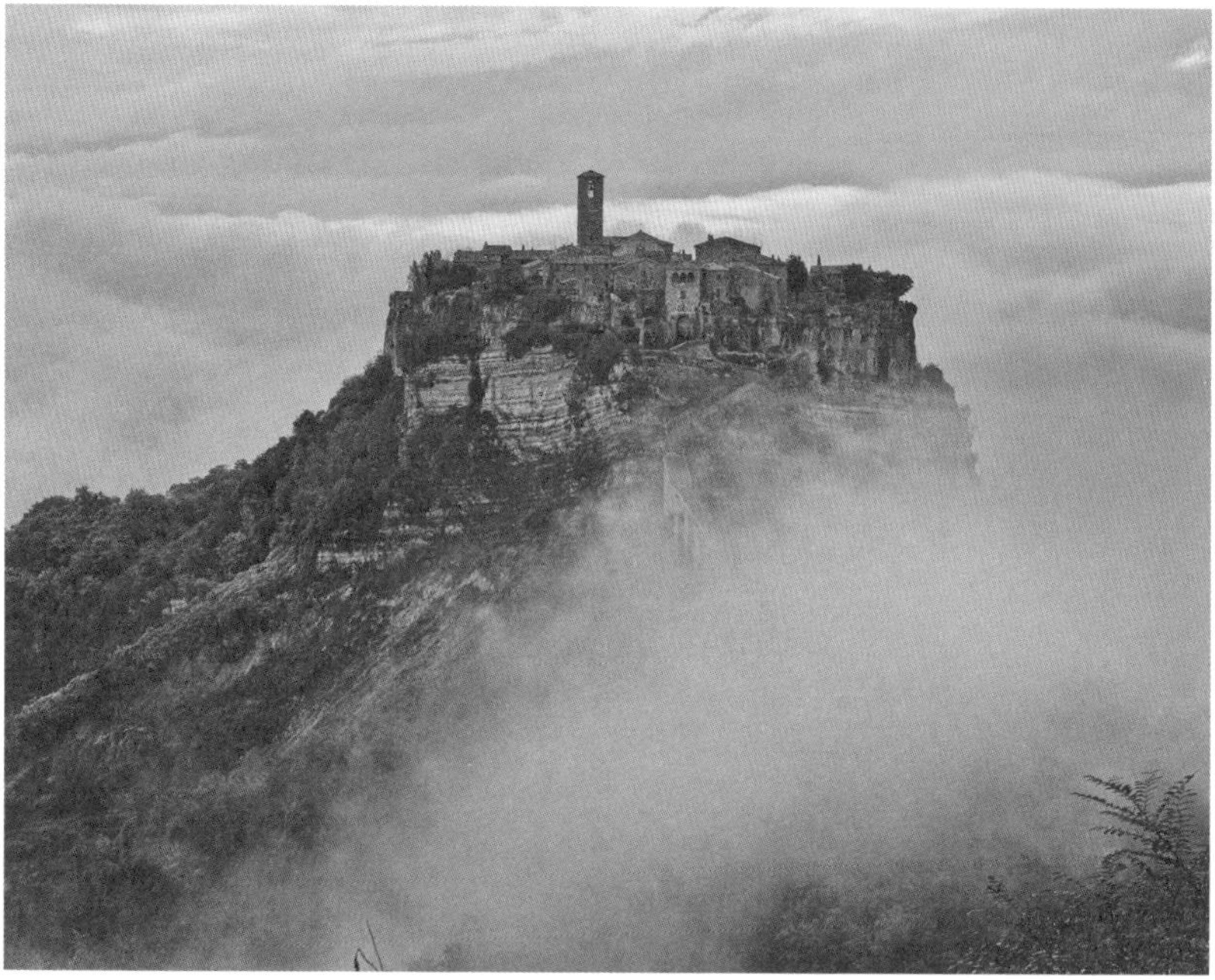

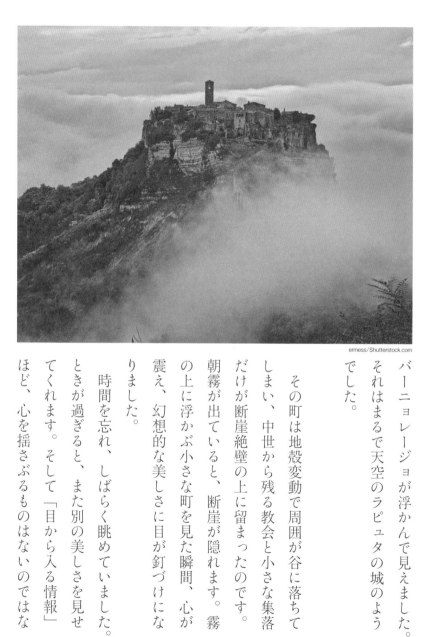

ermess/Shutterstock.com

バーニョレージョが浮かんで見えました。それはまるで天空のラピュタの城のようでした。

その町は地殻変動で周囲が谷に落ちてしまい、中世から残る教会と小さな集落だけが断崖絶壁の上に留まったのです。朝霧が出ていると、断崖が隠れます。霧の上に浮かぶ小さな町を見た瞬間、心が震え、幻想的な美しさに目が釘づけになりました。

時間を忘れ、しばらく眺めていました。ときが過ぎると、また別の美しさを見せてくれます。そして「目から入る情報」ほど、心を揺さぶるものはないのではないか――ふと、そんなことを思ったのでした。

みなさんにも忘れられない風景がおありでしょうか。

それはいつ思い出しても、心をなごませ、人生の豊かさを思い出させてくれますね。

そんな経験をもたらす目を、大切にして生活しましょう。第2、3章では私も実践している、暮らしの中でできる「目を大切にする方法」をご紹介していきます。

目を「こすって」はいけません

目を大切にするために、大きく4つ、してはいけないことがあります。

まずは、「目をこすらない」ということ。なあんだ、そんなこと？　と思うなかれ。目が何ものにもまもられていない、むき出しの臓器であることは先述したとおりですが、衝撃に「劇的に」弱いということを何度も強調したいと思います。

私はよく**「豆腐のように扱ってください」**と言いますが、まさに、ぐちゃっとつぶれてしまうような、やわらかく繊細なもの。そんな目を「こする」ことは、非常に大きな衝撃を目に与えてしまいます。

近年、アレルギー疾患が非常に増えています。毎年2月頃からスギ花粉が飛び始めますね。2023年は前年より10倍も多かった、などとニュースで報じられていました。目がかゆいと、しょっちゅうこすったりします。このアレルギーのひどい人にはアトピー性皮膚炎がある人もいます。目をこすったり、軽く叩いたりする力は大したものではないですが、毎日、何百回もこすっていると、外傷となります。

プロボクサーが顔に受けるパンチなどによって、目に外傷を受け、網膜剥離や白内障を起こすことがありますが、そのような選手たちも、数多く深作眼科を訪れます。そんなボクサーたちと同じように、目をこすることで、それと同じ症状を負うことがあるのです。アレルギーがあって目をこする人と、パンチを浴びるボクサーに、同じ目の障害が起こるのか？　疑問に思うかもしれませんが、目をこすることの1回の外傷力は小さくても、数千回や数万回も目をこするうちに、ボクサー同様に目は大きく傷ついてしまうのです。

アトピー性皮膚炎の患者さんには、若い人でも白内障や網膜剥離だけでなく、「円錐角膜」という角膜の異常も起こりやすい傾向があります（円錐角膜とは、目を常にこすることで、角膜の線維の梁構造が壊れてしまい、弱くなった角膜部分が眼圧で外に出っ張ってしまう状態のこと）が、それもこの「こすってしまう」習慣ゆえです。

また、アレルギーがない人でも、強度近視の症状がある人は、目が長く伸びた状態になっているため、網膜周辺部が伸ばされて薄くなっています。目がかゆいからとこするだけでも、薄い網膜は簡単に破れ、網膜剥離になる人もいるのです。

花粉症のハイシーズンには多くの網膜剥離の患者さんが来院します。そしてその多くが、アレルギー性結膜炎で目をこすったくらいで網膜剥離になるなんて、と驚きます。

とにかく、目は「豆腐のように」扱うこと。こすってはいけません。

目は洗ってはいけません

そして、目を洗うのも絶対にやめましょう。

目とは本来、「洗ってはいけない」ものなのです。

花粉症で目のかゆみがあるとき、また、プールの後に目を洗うのもいけません。よほど目にほこりや異物が入るなどしたとき以外は、目は洗ってはいけないし、そもそも、洗う必要がないものなのです。

目をまもることができるのは「油層と水層とムチン層」からなる涙だけです。**目を覆っていいのは、この涙だけ。油層と水層とムチン層。この層をまもらなければ、目はまもれません。**

目を洗ってしまうと、むき出しの目をまもる涙を洗い流してしまいます。かつて、学校のプールの授業の後に、目を洗う水道がありましたが、あれは非常に危険なものでした。最近ですと、目を洗う「洗眼液」もありますが、あれも目を洗う効果以上に、目から大切な3層を奪い、さらに細菌感染ももたらしてしまうおそれのある、危険なものです。洗眼液を入れて目に当てるカップも完全に無菌ではありません。一定の衛生は保たれていても、むき出しの目にとっては「不潔」なのです。

目を洗いたくなるようなほこりっぽい場所に長くいたり、粉塵が舞うような作業をするときはメガネやゴーグルで、目の被害を防いでください。

危険！ 網膜剥離を起こす〝眼トレ〟

3つめの「してはいけないこと」、それは、「無理に目を動かすこと」です。

困ったことに、近年は「眼トレ」と称して、根拠のない健康法をまことしやかに言う方がいるようです。目の老化を防いだり、視力を上げるためなどと称して、目を激しく動かす運動を勧めていますが、これは老化防止や視力の向上に効果がないばかりか、目を傷つける危険もあります。

目を激しく動かすと、目の中の硝子体線維が揺れ、網膜を支えるように張る硝子体の枝が網膜を引っ張るようにして破き、網膜剥離を引き起こす危険性があるのです。

わざわざ自分から網膜剥離を引き起こす運動など、絶対にしないでください。

目は光にさらしてはいけません

目は外傷に弱いだけではありません。光にも弱いのです。

従来は、光というと、夏の太陽光線を防ぐサングラスだけで目の障害を防ぐことができました。ところが、近年は紫外線だけでなく、多くのＬＥＤ（Light Emitting Diode 発光ダイオード）光源による網膜障害や白内障が問題となりつつあります。ＬＥＤ光は短い波長の可視光線です。

車のライトもＬＥＤ化していて、運転していると以前のハロゲンライト時代より、光が痛いくらいまぶしいと思いませんか？　これは、目が危険を察知し、まぶしいとか痛いというサインで、光の害について警告を発していると言えます。

そしてもちろん、近年はスマートフォンによる光にさらされている現実があります。小さなお子さんにさえ、かなりの幼少期から、このＬＥＤ光を発するスマートフォンやタブレットを長時間見させる方がいますが、子どもはスマホから遠ざけましょう。スマホの害から子どもをまもるのは親の務めだと思います。

光は波をもった電磁波ですが、この電磁波は波長が短いほど、細胞に当たったときに、電子を放出させるエネルギー力が強い、つまり細胞を傷つけるのです。

そのため、ＬＥＤ光が主体の時代は、光による細胞障害が非常に増えてしまいます。印象としては「20年ほど、毎日数時間もスマホを見る生活を続ける」と、若くても白内障や網膜黄斑部の光細胞障害を起こすと感じます。現代では多くの人がそのような生活をしていますね。つまり、多くの人に危険が迫っています。

いますぐできることから取り組もう

目をまもる「20分：20秒：20フィート」の法則

ブルーライトや紫外線が目に与えるダメージについて述べましたが、現実に目を向ければ、私たちの生活は「光」によって支えられていて、目は光を電気信号に変えることでものを見ていますから、光なしでは「見る」は成立しません。

ただし「目にやさしい光」はあまりない。そこで**「目にやさしく、光を見る工夫」**が欠かせないのです。

ブルーライトや紫外線からなるべく被害を受けないよう、光害を防御して生活しましょう。

ブルーライトの場合は、パソコンやスマートフォンなどを利用する際、あまり目に近づけず、適切な距離を保ってください。

パソコンの場合はモニターと40センチ以上、スマートフォンやタブレットの場合はモニターと30センチ以上の距離を開けるようにしましょう。
そして仕事などで長時間、パソコンを利用する場合などは休憩をはさみましょう。

アメリカの眼科学会の通信に「20ー20ー20」という方法が推奨されていました。これはブルーライトを発するモニターを20分見たら、20秒間、20フィート（約6メートル）以上の遠くをぼんやり見て目を休めましょう、というものです。

調節に使う毛様体筋をリラックスさせ、視細胞機能も回復させます。
昨今は、網膜視細胞をまもるために、ブルーライトをカットするメガネをかけ

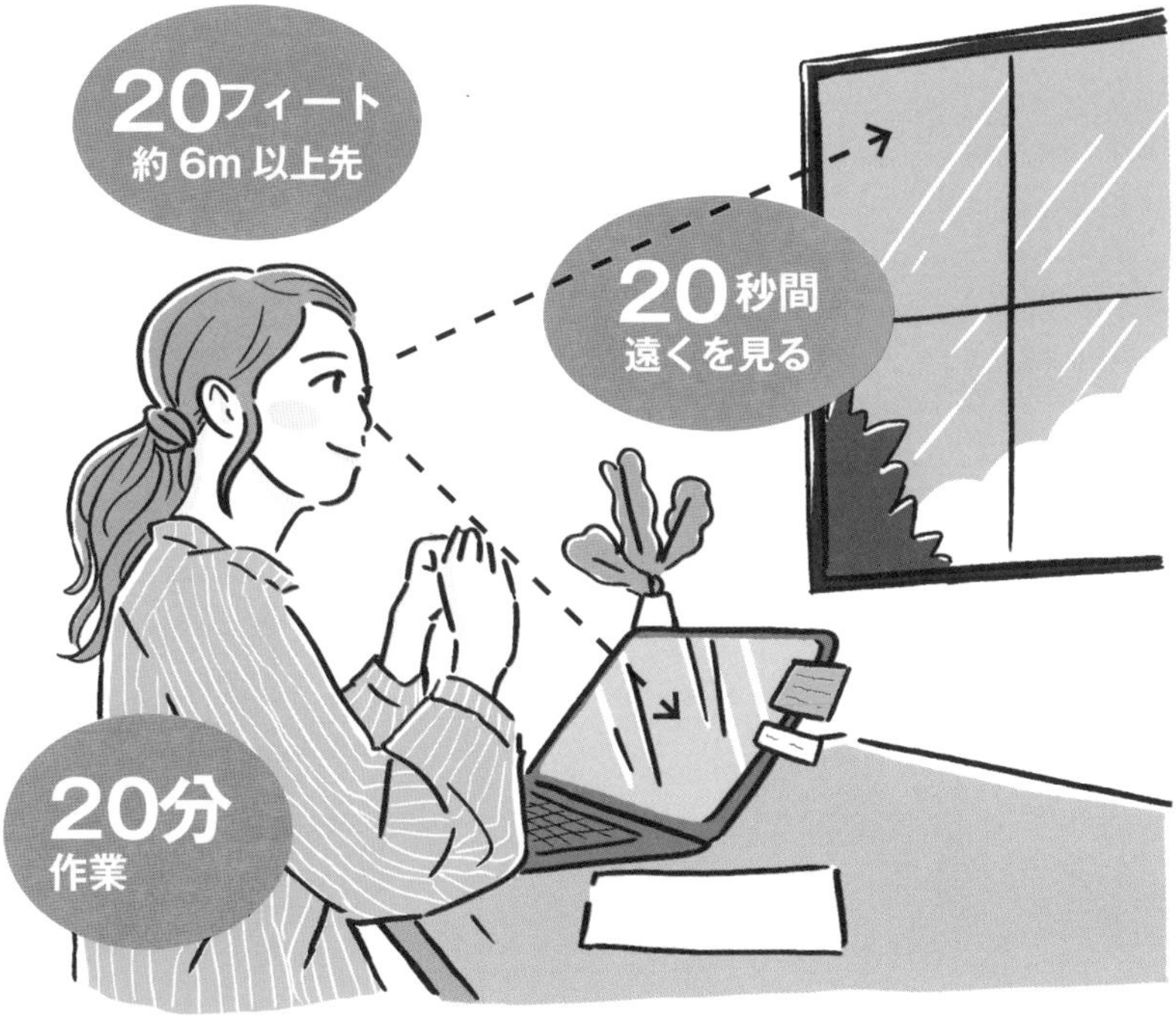

ている人も増えていて、目をまもる意識の高まりを感じます。

未成年がスマートフォンやタブレットを利用する場合は、周囲の親や大人達が「1日最長1時間」を超えないように管理するのが望ましいのです。子どもは判断できませんが、利用時間が長くなるほど、目の障害のリスクは大きくなってしまいます。

サングラスなら、「黒」より「黄色」を選ぶ

おしゃれのためでも、隠密行動のためでもなく、紫外線から目をまもるためにかけるのがサングラスです。

紫外線から目をまもるために、普段からもっとサングラスを活用しましょう。とはいえ、濃い色のサングラスはファッションとしては良いのですが、注意が必要です。

雪山や海上など、とくに紫外線が強烈な場所で過ごす場合は別として、日常生活で濃い色のサングラスをかけ、視界が暗くなってしまうと、可視光線全部をカットするため、光をより取り込もうとして瞳孔が開き気味になってしまうのです。

すると、サングラスと顔の隙間から差し込む紫外線が、目に入りやすくなってしまいま

す。

ですから、サングラスは「黒」よりも、薄い「黄色系」を選ぶのがベスト。紫外線や、青紫の光を吸収しつつ、視界が暗くなりすぎないことがポイントです。

最近は、レンズの裏面から反射して入る紫外線からも目をまもる加工をしたレンズも発売されていますが、瞳孔が開いている状態で目の隙間から入る紫外線に比べれば、レンズの裏面の反射はごくわずかなもの。そのような加工がないレンズでも大丈夫です。紫外線全カットで薄い黄色のサングラスなら問題はありません。

紫外線が人の体に及ぼす影響は「波長」によって異なります。そこで、国際的には紫外線の波長ごとの人体への影響度合いを総合的に評価して出した「UVインデックス」という指標で、その危険性を示します（91ページをご覧ください）。

気象庁の発表では、茨城県つくば市での観測で、観測を始めた1990年以降、「日中最大UVインデックス8以上の日」は増加していて、10年あたり11日の増加率でした。

つまり、それだけ人の体にとって負担になる紫外線が強くなっていると言えます。

そのような状況で、目は、紫外線のダメージを多く受けるにもかかわらず、肌よりずっと大切な目の「紫外線対策」がほぼなされないまま、目の健康はあまりまもられていません。そして、そのために目の不調や病気につながることも多くなっていると思います。

日常生活を戸外で過ごすことが多い人は、紫外線の刺激が１つの原因である白内障、加齢黄斑変性など、いくつかの眼病にかかるリスクが高いのです。

紫外線による目へのダメージを考えると、先述のＵＶインデックスと「長袖シャツ、日焼け止め、帽子の利用」に、「保護メガネか適切なサングラスの利用」を加えて、習慣にしていただきたい。とくに紫外線の強い時期である５～９月は紫外線情報をチェックして、紫外線から目をまもる行動をとっていただきたいと思います。

さらに、室内に入り込む紫外線をさえぎるカーテンやブラインド、シェードを利用するのも良いですね。普段の外出時は帽子、日傘で、海や山へ出かける際はパラソルやテントで、紫外線を浴びすぎないように気をつけて過ごしてください。

各地のＵＶインデックスは毎日、気象庁のウェブサイトや気象予報会社などが発表しています。外出の際にはこちらも参考に、臨機応変に紫外線対策をしましょう。

サングラスは黒より薄い黄色が効果的

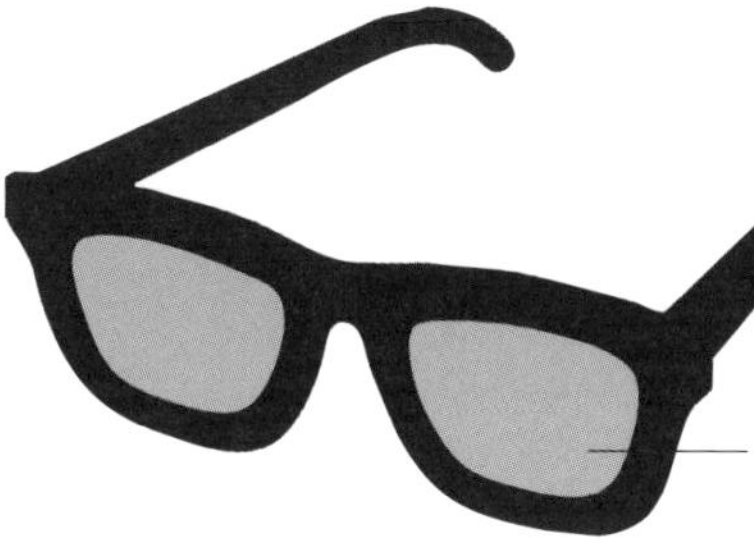

UV インデックスに応じた紫外線対策

11＋	極端に強い	日中の外出は出来るだけ控えよう。必ず長袖シャツ、日焼け止め、帽子を利用しよう。
8～10	非常に強い	
6～7	強　い	日中は出来るだけ日陰を利用しよう。出来るだけ長袖シャツ、日焼け止め、帽子を利用しよう。
3～5	中程度	
1～2	弱い	安心して戸外で過ごせます。

WHO Global solar UV index-A practical guide-2002

目の疲れは「積極的休養」で癒そう

目の疲労とは「毛様体」の疲労だった

私たちの目は、始終、近くを見たり、遠くを見たり、言わばよく「運動」しています。そう聞くと、目がきょろきょろ、忙しく動いているのをイメージするかもしれません。確かに、目の向きもいろいろ変わります。

しかし、眼球以上に細かい調節をして、見るものに焦点を合わせるために動いているのが、水晶体に連なる「毛様体」という筋肉や「チン小帯」という細かい線維組織です。

近くを見るときは毛様体が緊張し、チン小帯がゆるんで、水晶体が自らの弾力でふくらみます。遠くを見るときは毛様体がゆるんで、チン小帯が張って、水晶体を引き伸ばします。それで光の屈折率が変わり、網膜に焦点が合うのです。

長い時間、スマートフォンや本、書類など近くでしっかり読もうとすると、チン小帯をゆるませるために毛様体はずっと緊張していることになりますね。そのため、そのような行為の後に目の疲労を感じやすい。

それはつまり毛様体筋の疲労です。これが私たちの生活上、目の疲れを感じる原因の1つとして大変よくあることです。

現代生活では近くばかり、長時間、見続けることが多いのです。毛様体の筋肉は、寝ている時間をのぞき、1日の大半を過度な緊張状態ではたらき続けているでしょう。

みなさんやご家族は、電車での移動時間も、ベッドで寝る直前までも、熱心にスマートフォンを近くで見ていたりしませんか？　最近はそのような人がとても多いですが、目にとっては、先に述べたブルーライトとWパンチで、疲れないわけがありません。

もしも視力の継続的な低下のほか、慢性的な肩や首のこり、頭痛、吐き気などがあったら、それも目の過度な疲労が原因の可能性があります。目の疲労から、全身的な不調につながることもあるのです。

目を酷使しないように、作業時間を見直し、積極的に目を休ませる時間をもちましょう。目の疲労によいとされる目薬だけをあてにしても、近くを見続ける時間を減らさなければ、根本的には回復しません。

目をまもるには「目が喜ぶ攻めの休養」を

現代生活を送る私たちが目のためにすべきことは、**目の「積極的休養」**です。そうでなくてもはたらきすぎの組織、緊張・運動しすぎの筋肉など、**すべて「休ませる」**時間こそ必要です。

積極的休養では、目の組織を休ませつつ、目の周囲の血行を改善し、目に酸素や栄養がしっかり届く状態に整えます。そのために、頭や首、肩もほぐし、姿勢を整えることも必要になります。

しかし、それほど難しいことをしなくてもいいですし、短時間でできることで、十分に目を休ませることができます。メソッドは次章にまとめますので、ぜひ日常的に習慣にしてください。

目をまもる食と食べ方

目の機能を高める栄養

私たちは「食べる」ことで体を養い、さまざまな機能をはたらかせて生きています。まず「目」を主として何を食べたらいいいか、科学的根拠がある「栄養になる食」について、ご紹介しましょう。

先にも登場した目の「黄斑部」は、見るはたらきの中心になる「網膜の中心部」を含む、文字どおり黄色い部分です。

この色はカロテノイドと呼ばれる、黄色または赤色の色素成分です。強い抗酸化作用をもっている色素で、人の体の中で合成されることはないですが、動植物に広く存在するので、私たちは食べて取り込んでいます。

網膜の中心にはカロテノイドの一種・ゼアキサンチンが多く、黄斑部の周辺には同じく

カロテノイドの一種・ルテインが多く集まり、黄斑部を酸化からまもってくれています。また、この色素はブルーライトの吸収もして、網膜をまもります。

ゼアキサンチンやルテインを豊富に含む食材を食べれば、消化された後、小腸から色素が吸収され、血液を通じて黄斑部に集まるわけです。

豊富に含まれる食材は、ゼアキサンチンの場合は「クコの実」「トウモロコシ」「パプリカ」「ホウレンソウ」、ルテインは「コマツナ」「モロヘイヤ」「ケール」「ホウレンソウ」など。**ゼアキサンチンとルテインはともに緑黄色野菜に豊富**と覚えておくと重宝です。

ぜひ緑黄色野菜を食卓に登場させる回数を増やしましょう。

また、魚介類から赤い色素・アスタキサンチンをとるのも網膜の抗酸化・活性酸素の除去に役立ちます。イクラやサクラエビ、サケ、ロブスターなどの〝赤〟がこの色素の色です。

アスタキサンチンは、黄斑変性のほか、光害や免疫異常で起こる「ブドウ膜」の炎症を抑え、ブドウ膜の一部で、水晶体の厚みを変化させる「毛様体」の疲労を回復させる効果も報告されています。

さらに、脂質は網膜にある視細胞（錐体細胞や桿体細胞）をまもることがわかっています。

とくにとりたいのは、青魚に豊富なＥＰＡやＤＨＡなどのオメガ３系脂肪酸。ひところ血液をサラサラにし、抗酸化・抗炎症作用があると大きなブームになりました。

みなさんに周知されたからでしょうか、最近、あまり話題にはなっていませんが、良質な脂質をとることは目にとっても大事です。

全身の血行改善、血管や血流の問題と関係が深い生活習慣病予防などに良い脂質なので、目のためにもぜひオメガ３系脂肪酸をしっかりとっていきましょう。

青魚のＥＰＡやＤＨＡは缶詰の加工品からも手軽にとることができます。

また、オメガ３系脂肪酸は植物性の油にもあります。アマニ油やエゴマ油がよく知られているでしょうか。ただし熱には弱いので、植物性油の場合、低温圧搾の品を選ぶことが大切。また食べるときも熱を加えない食べ方をしましょう。

緑黄色野菜の色素は、油と一緒に食べると吸収がよくなります。ホウレンソウやパプリカのサラダに、青魚の缶詰をトッピングしたり、アマニ油をドレッシングでかけたりして食べれば、手間いらずの一石二鳥レシピですね。コマツナのおひたしに、エゴマ油ドレッシングもいい。こういった手軽な組み合わせを楽しみながら、飽きない副菜メニューを増やして食べましょう。

サプリメントも上手に活用しよう

食事だけで栄養をとりきれないとき、サプリメントや栄養補助食品を活用するのも良いでしょう。

飽食の時代と言われて久しいですが、日本では高齢者の低栄養が問題視されています。高齢になると食欲や食事量が低下したり、食事内容が偏ったり、慢性的な排泄のトラブルが生じていたりすることが増えます。噛む力や飲み込む力が衰えたり、食事に時間がかかるようになって、食べるととても疲れてしまう場合も。その結果、少食・欠食が増え、食事だけでは必要な栄養を確保できなくなってしまっているようなのです。

若い頃より活動量が低下しているから少食でいいとか、若い頃からダイエットで少食を続けているとか。年齢を重ねて「栄養の吸収率の低下」が起きている点は加味せず、食事量が足りないこともあるようです。

なるべくいろいろな食品をまんべんなく、バランスよく食べる食生活をめざし、それを補うものとして、サプリメントや栄養補助食品を活用しましょう。

最近は、ドラッグストアに薬剤師のほか、管理栄養士が勤務する店舗も増えてきています。また、かかりつけの病院に「栄養相談室」などがある場合も。高齢になったら栄養やサプリメントについて相談できる先を1つ探しておき、アドバイスをもらって、食生活や商品の選択に役立てるのも良いかもしれません。

深作眼科の緑内障治療に欠かせないサプリメント

ところで、私は緑内障の治療などで積極的にサプリメントを活用して、術後の視力の改善などで成果をあげています。

世界では緑内障が、眼圧が高いだけで起こる病気ではなく、「さまざまな原因で起こる視神経障害を含む病気の集まり」ととらえ直されています。とくに「視神経の周りの血流が悪い」ことが背景にあると考えられています。

そこで、全身の血流改善に役立つサプリメントを活用して、視神経の周りの血流も改善し、緑内障によって視野が欠けていく症状の進行を抑えることを目的としています。

多くのサプリメントを研究したところ、まず初めに**「ナイアシン」**を有望視しました。ナイアシンとは水溶性ビタミンB群の1つ「ビタミンB_3」です。血流を良くするとか、神経保護には大量のビタミンBが必要です。その意味では通常の食事でとれるビタミンBではまったく不足なのです。

ナイアシン（ビタミンB_3）はエネルギー代謝に関わり、また毛細血管を広げる作用があるため、血行がよくなり神経のはたらきをよくします。

また、大量に投与することで、血液中のコレステロールや中性脂肪を減らし、動脈硬化などの脂質異常症を防ぐはたらきもあり、血流がよりよくなります。このようなナイアシンを十分にとることによる血流改善作用を期待し、緑内障治療ではナイアシン内服と視神経の経過観察をしています。

ナイアシンを摂取すると、急速な血流改善で「フラッシュ」と呼ばれるほてりや蕁麻疹などの副反応のようなものが出て、数十分間、日常生活に支障が出ることがあります。最初は「フラッシュ・フリー」というフラッシュが起きにくいナイアシンにしましょう。

深作眼科では、希望する重症の緑内障患者さん数千人に、1日2000㎎のナイアシンを内服してもらったところ、視野の維持や視力の改善に有効なケースが多くの患者さんで認められました。

私自身もアメリカの老舗健康食品メーカー「NOW（ナウ）」社のフラッシュ・フリー・ナイアシンを愛用しています。日本から注文できるアメリカの通販会社アイ・ハーブ（iHerb）がおすすめですが、他にも楽天などの国内のネット通販でも手軽に買え、品質・価格ともに妥当です。

このナイアシンの効果を上げるため、さらに研究し、いくつかのサプリメントを状況によって併用する提案もしています。

併用するのは総合ビタミンB剤（ビタミンB群各種ミックス（B－50））、ビタミンE（400IU単位）、ビタミンA（1万IU単位）、ビタミンD（2000IU単位）、ビタミンC（2000㎎）。さらに亜鉛、アスタキサンチン、シトルリン、セレンなどを必要に応じて提案します。

そしてコエンザイムQ10還元型を1日300mgとることもお勧めしています。コエンザイムQ10は生命活動の源となるエネルギー「ATP」の材料になる、抗酸化作用の強い物質です。血管の壁を保護してくれる作用があるので、血流改善サプリメントとの併用を期待しています。日本のカネカが還元型コエンザイムQ10を製造しています。他は先述のアイ・ハーブですべて手に入ります。

2020年より、新たなサプリメント活用も!

血管の内側で一酸化窒素がつくられると、一酸化窒素はかたくなった血管を柔らかくして、血流が増えることがわかっています。そもそも一酸化窒素による血管拡張や血流増進は、動脈硬化や心臓病の治療のために研究されてわかったことでした。

この、一酸化窒素を発生させる方法を、私は緑内障の治療に応用することにし、2020年から希望する患者さんに提案しています。

血管の内側にある「内皮細胞」で、アミノ酸の1種であるLアルギニンが一酸化窒素に変換されます。**そこで緑内障治療の一環で、Lアルギニンを1日3000mg、夜間に内服**

する方法を提案しました。一酸化窒素の生産能力を上げて血流を確保する目的です。

Lアルギニンに加え、同系列のアミノ酸で、Lアルギニンのはたらきを強化するLシトルリン（750㎎）も併用します。どちらも一酸化窒素の体内量が少なくなりやすい時間帯（夜間～早朝）を考慮して、夜に内服します。

この際、抗酸化作用のあるビタミンC（1000㎎）やビタミンE（400IU単位）、葉酸（800㎎）を併用することで、一酸化窒素の安定化が高まります。

また、コエンザイムQ10還元型（300㎎）の併用も勧めます。抗酸化作用と血管内皮を保護して、エネルギーATPにより、血管内皮の一酸化窒素生産能力を確保するためです。ナイアシンの服用プログラムを同時に行う場合は、重複するものは省きます。

緑内障治療へのLアルギニンの内服は、ナイアシンほどの症例を確認していませんが、驚くほどの成果が出ていて、導入した患者さんから喜びの声を聞いています。こうした経過からも、血流悪化と緑内障の因果関係が確認でき、サプリメントを用いた治療の有効性と、大きな可能性を確信しています。

そして、もちろん私自身も、これらのサプリメントの内服を続けています。

「糖質をとりすぎない食生活」が目にもいい

従来、生活習慣病と呼ばれてきた病気や、がんさえも、昨今は「酸化」「糖化」「炎症」との関係が熱心に研究され、新しい情報が次々と明らかになっています。

そして目の衰えや病気も例外ではなく、「酸化」「糖化」「炎症」と関係しています。ですから、一般的に生活習慣病を防ぐとされる食生活が、目の健康をまもることにもなるのです。

とくに私が重要視するのは、糖質のとりすぎと、血糖値スパイクによる血管への負担増です。これが糖尿病に限らず、血管や血流に関係するさまざまな病気をまねく原因になると思います。

とくに現在、高血糖などではないとしても、日々の食生活で糖質をとりすぎないように気をつけることは健康づくりに通じるでしょう。というのも、忙しかったり、疲れていたりすると、ついつい糖質が多いお手軽食に偏ってしまいがちだからです。

菓子パンやおにぎりだけ。急いでいて、とりあえず麺類でお腹いっぱいに。ごはんを食べる時間がないからスナックと炭酸飲料で空腹をまぎらわす。

若い人だけではなく、中高年も、食事に意識的でないと、そのような食生活になることはあります。

こういった食事ではビタミンやミネラル、食物繊維、そしてカロテノイドなどのファイトケミカルがほとんどとれません。「時間がない」と感じていて、手早く済ませたいわけですから、よく噛まずに食べる。これも良くないですね。


そのような毎日が続くと、疲れがたまっていきます。ストレスも強く、より糖質の多い食べものを欲する負の連鎖におちいる危険もあります。目にも、全身にも負担になる食生活です。

ぜひ、バランスの良い、満足感の高い食生活をめざして、食事の時間をしっかりとり、食べることで体を養っていることを忘れず、大切に食べてください。それが生活習慣病を防ぎ、１００年視力をかなえます。

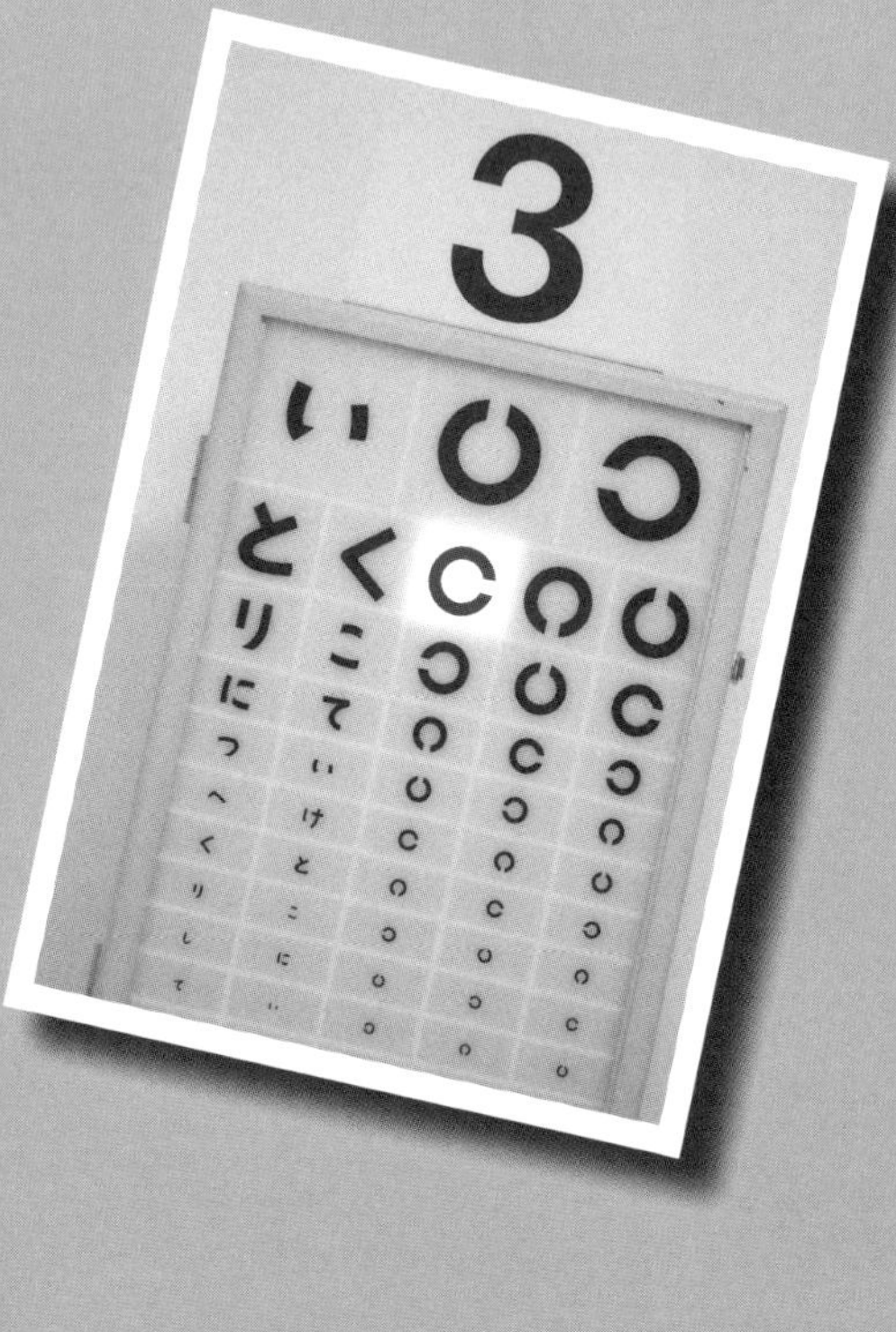
3

必見！　目の病気の早期発見５つのチェックリスト

目の不調、少しでも早く、適切な医療を！

深作眼科には世界中から患者さんが訪れます。病気が進行し、ほかの医療機関では治療を断られた人や、何らかの施術や治療を受けたものの、不適切で症状が悪化していたり、別のトラブルが併発したりしているケースも少なくありません。

そのような患者さんの目を診ると、「なぜここまで」と口惜しい思いにかられます。とにかく視力をまもるためにできる限りのことをするのが常ですが、やはり初診の状態が悪ければ、成果に限界があるのです。

視力を失っていた患者さんの多くは、いくばくかの改善でも、とても喜んでくれますが、私は口惜しい。現代は多くの目の病気が治せる時代。もう少し早く診察できていたら……。

ですから私は本書を通じて、何より**「早期に適切な医療を受ける」**大切さをお伝えしています。目の不調や病気を早期発見する５つのチェックポイントをご紹介しましょう。

①カレンダーで「両眼視野チェック」

「見る」というのは目と脳の連携作業です。私たちの脳はとても優秀。ときに、目には見えていないのに、過去の学習や、片方の目だけでとらえた情報で、あたかも両眼で見えているように画像を組み立ててしまうことがあります。

女性はアイメイクのときに片目をつぶって見る習慣がある人が多いので、片方の目の視力が極端に変わるなどした場合、比較的すぐ気がつきますが、男性の場合は、片目で見る機会などほとんどないのです。それで、片方が網膜剥離や緑内障で失明寸前の状態になっていても、左右の見え方の違いに気づかない人もいます。

やり方は簡単ですから、**目のトラブルがなにもない人は1カ月に1度程度、習慣的にやってみましょう。**もし見えづらさを感じたときにも、まずこれをやってみて、その結果を、診察を受ける眼科で伝えてください。

このチェック法では「両眼ともしっかり見えているか」「適切な視野が保てているか」がわかります。

両眼の視野チェック

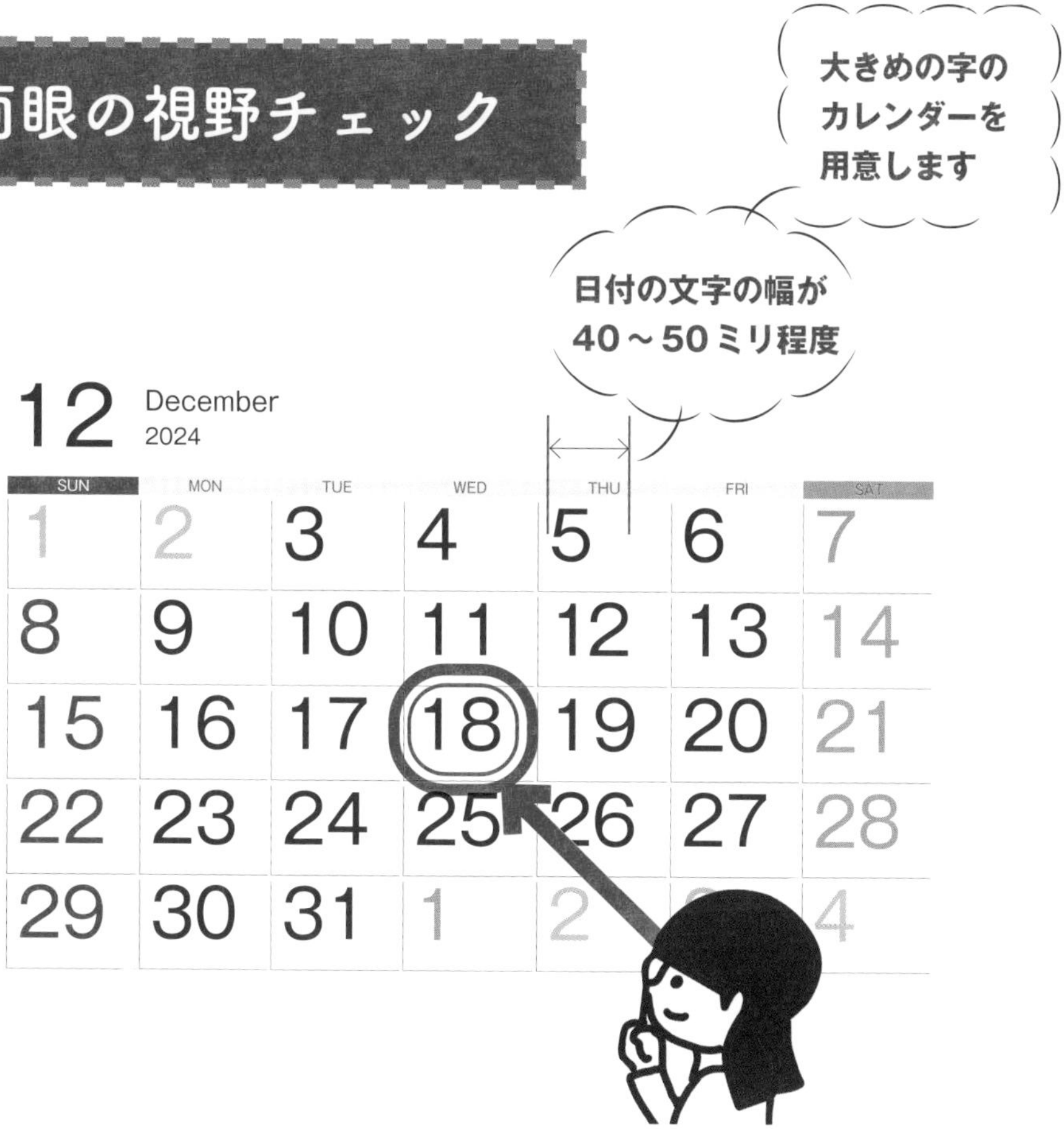
大きめの字の
カレンダーを
用意します
日付の文字の幅が
40～50ミリ程度
12 December
2024
SUN MON TUE WED THU FRI SAT
1 2 3 4 5 6 7
8 9 10 11 12 13 14
15 16 17 18 19 20 21
22 23 24 25 26 27 28
29 30 31 1 2 3 4

1 カレンダーから30センチ程度の距離で、片目ずつ、カレンダーの中心の日付を見ます（これは眼科で視野検査を行う精密機械と同じ距離です）。そのまま、1日から31日まで数字を声に出して読みます。

2 読めない数字の部分は視野欠損があります。

3 最終日まで見たら、反対の目でもやってみます。両眼ともすべての日付が読め、見え方に差がなければ問題はありません。

※カレンダーがない場合は大きな紙にマジックで数字を書いたものを使いましょう。

②「見えづらい」の言語化リスト

普段、患者さんが訴える「見えづらい」という言葉には、広い範囲の意味が含まれると思って診察をしています。このリストで紹介するようなポイントを具体的に主治医に伝えていただければ、診察の助けになります。

とはいえ、うまく伝えられなくても大丈夫。主治医に「うまく説明できない」と伝え、主治医から要点を尋ねてもらって、できる限り答えれば良いのです。

患者さんのお話だけで診断をすることはありません。目の中を見て、必要な検査結果を見て、医師は総合的に判断します。ですから、いつもとは違って「見えづらい」と感じたら、ためらわずに診察を受けましょう。自己診断がもっとも危険です。

たとえば、日差しや夜間の街灯、車のヘッドライト、テレビ画面などがまぶしいと感じることが増えたならば、白内障の初期症状かもしれません。

白内障は確かに年配の人に多い病気ですが、年齢だけで起こるわけではなく、水晶体の濁りが原因ですから、若い人にも起こり得る病気です。

「見えづらい」の言語化リスト

1. 見えづらいのは両眼？　それともどちらか一方の目？
2. 自分の感覚でよいので「どう見えづらいのか」言葉にする
3. ものが二重に見える？　ものがにじんで見える？
4. 光が放射線状に見える？
5. 暗い場所で見えにくくなった？
6. 淡い色が見えづらい
7. 黒と濃紺、紫、濃緑の色の見分けがつかない
8. 全体的に地味な色に見える
9. 虫がチラチラ飛ぶように見える
10. 光が飛んでいるように見える（「光視症」の疑い）
11. いつから見えづらいか
12. １日中見えづらいか、特定の時間帯か、いつ気づいたか
13. 目にダメージを与える行為があったか？
（スキー場で強い紫外線を浴びた／何かがぶつかった／海外へ旅行した）

③こんな違和感に注意！

具体的に見えづらさなどがあるわけではないけれど、違和感があるとき、それを見て見ぬふりをしてはいけません。目がゴロゴロする。目やにが出て、すっきりしない。目が開かない。目の違和感にはいろいろな症状と表現があります。

「ゴロゴロ」はドライアイ、「目やに」は結膜炎、「目が開かない」は眼瞼下垂の訴えとして多いと言えますが、原因の病気はこれらに限りません。

目の症状の背景には、異物混入など、思いも寄らない原因があることもあります。「どうもすっきりしない」と目の違和感を訴える患者さんのまぶたを裏返すと、結膜の奥に、ソフトコンタクトレンズが折れて入っていたことがありました。これは摘出して治りましたが、コンタクトレンズは目を障害する異物。扱いには注意が必要です。目の痛みを訴えて受診した別の患者さんは、まぶたの裏に粒状の異物が付いていました。聞くとスクラブ入り洗顔料を使っていたそうです。この小粒子でも大変痛いものです。

目の違和感は、数日続くようなら、眼科で原因を調べてそれに応じた治療を受ける必要

こんな違和感に注意！

1. 目がゴロゴロする
2. 目やにがでる
3. 目が開かない
4. 夕方になるといつも目が痛い

があります。市販の目薬を常用し、長く様子を見続けるのはやめておきましょう。

ちなみに、目薬は下まぶたのみをあっかんべーするようにして、下まぶたに1滴入れれば十分です。

きちんとさせなかったのではと、何度もさす必要はありません。1滴で十分効能が出るようになっています。

④複合画像で「視力チェック」

楽しく視力がチェックできる方法も1つ、ご紹介しておきましょう。

本をもって、できるだけ腕を遠くに伸ばして絵を見ましょう。目からなるべく距離をとるのです。そのとき何が見えますか？　また、本を近づけると、何が見えますか？

この画像は、細い線ではっきり描いた自転車と、濃淡でぼかして描いたオートバイを組み合わせています。総合的に言えば、焦点を合わせることに問題がなく、網膜が情報をこまかくとらえ、脳にも問題がなければ自転車が見えます。焦点や網膜、脳など何らかの異常があるとオートバイに見えてしまいます。

- 目から離して「自転車」が見える　↓　遠くがよく見える
- 目から離して「オートバイ」が見える　↓　近視で遠くが見えない可能性大
- 目に近づけて「自転車」が見える　↓　近視の可能性大
- 目から離して「自転車」が見えていたのに、近づけると「オートバイ」が見える　↓　老眼の可能性大

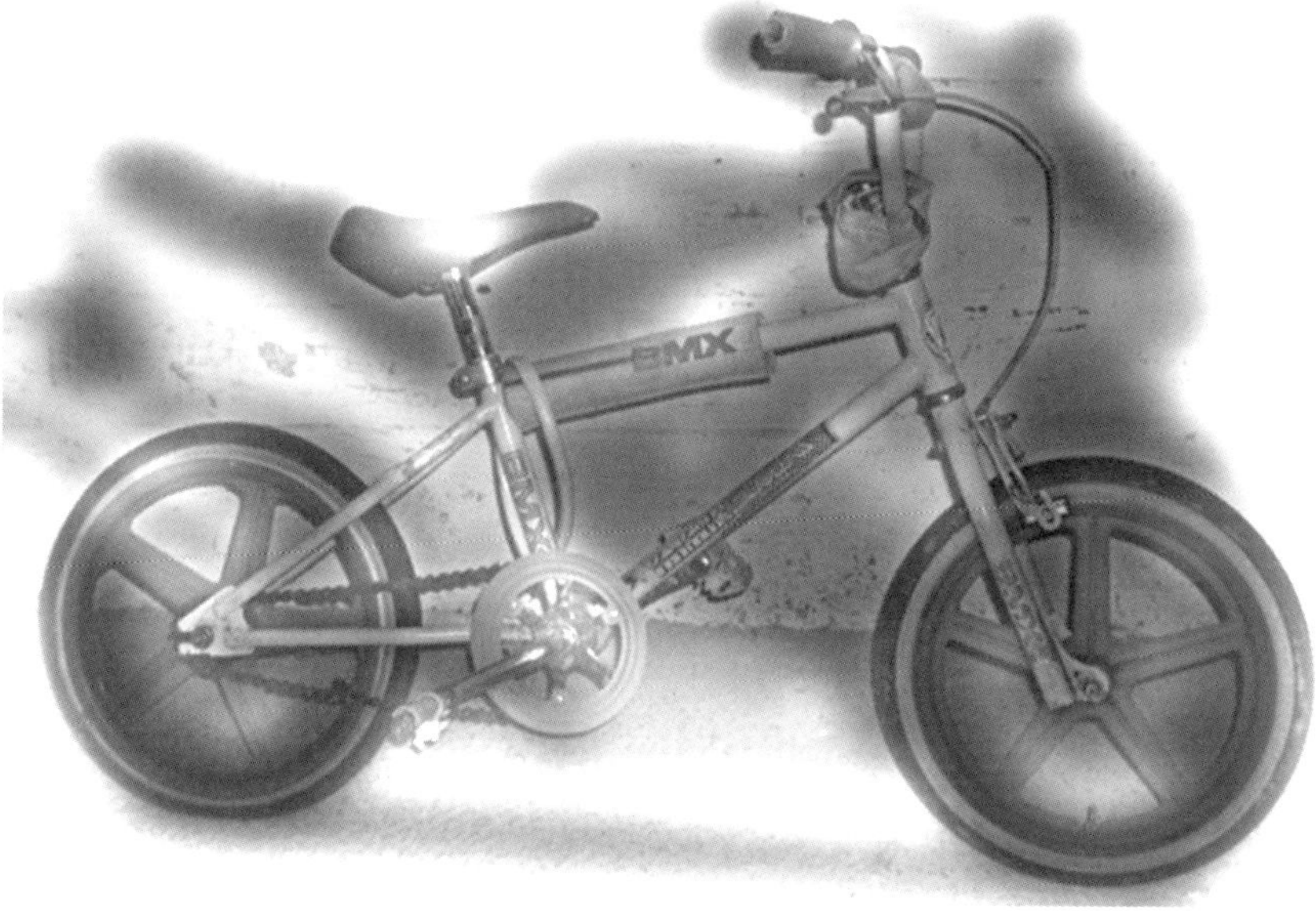

米・マサチューセッツ工科大学（MIT）のオード・オリーヴァ博士らのグループにより作られた「ハイブリッド・イメージ」と呼ばれる画像

⑤視覚の中心！「網膜トラブルチェック」

さらに、見るはたらきの中心になる網膜の黄斑部に問題がないか、簡単にチェックする方法もあります。

30センチほど格子模様から離れ、片方の目で、格子模様「アムスラーチャート」の中心の黒点を見てみましょう。中心の黒点はしっかり見えますか？　中心を見たまま、目は動かさずに線の全体を見ます。

線のゆがみや、部分的に暗いところがないか、左右の見え方に違いはないか、隅も鮮明か、チェックをします。線がゆがんでいたり、見えない場所があれば、図の中にその見え方の異常を鉛筆で記録してください。片方ずつ、両眼チェックしてください。

見慣れたものを見てチェックをしても、脳が画像を補ってしまうため、異常に気づきにくいのです。ご紹介する「問題のある見え方」に1つでも当てはまったら、すぐに眼科を受診してください。ほかにも左右差など、気がかりな点があった場合も受診しましょう。

網膜トラブルを発見しよう

アムスラーチャートといいます

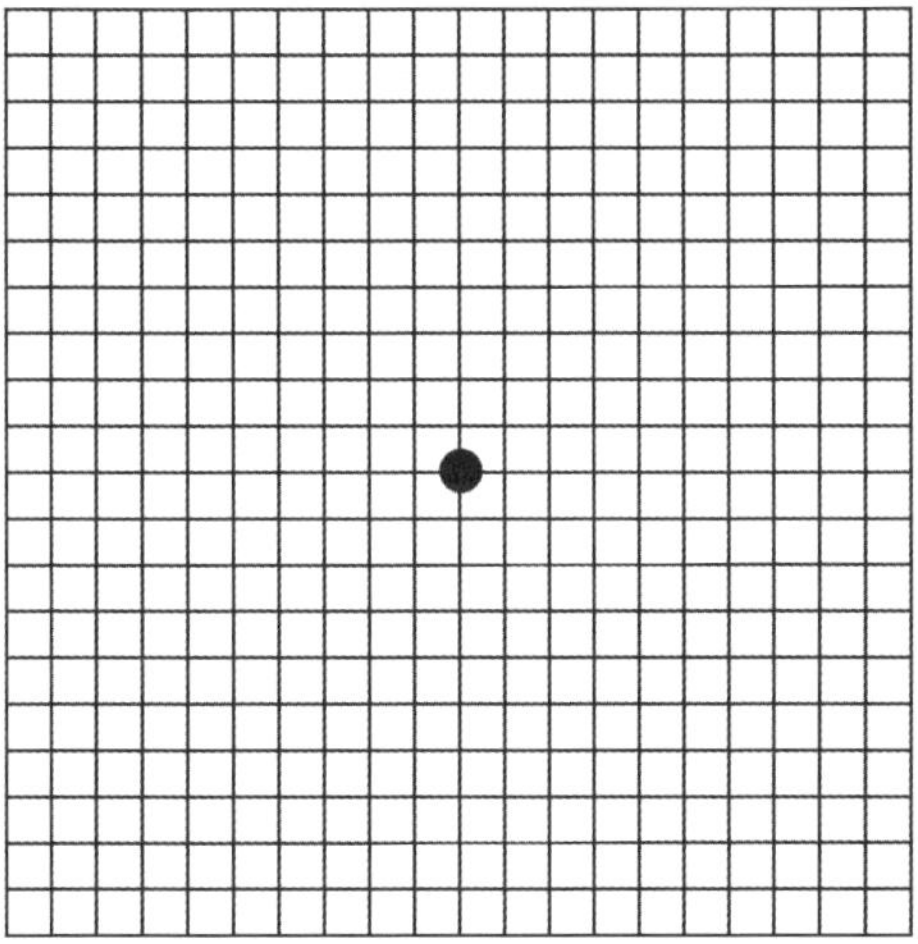

30cm の距離で、片目ずつ、**チャートの中心の黒点**を見ます。コンタクトやメガネをかけて見ると、度数が合っているかどうかも確認できます。

網膜に問題のある見え方

網膜の黄斑部など大切な細胞の異常が起きているかもしれません。眼科を受診し、病気がないか確かめましょう。

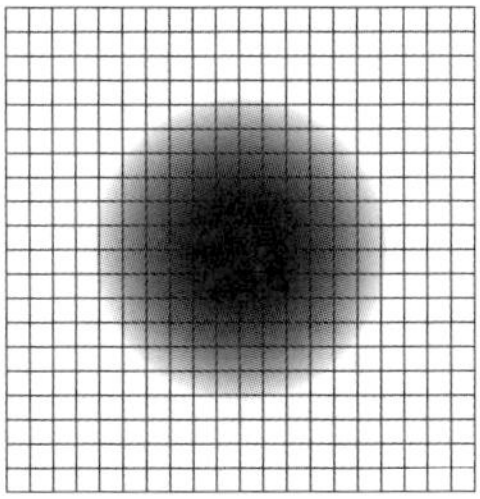

「中心が黒く見える」

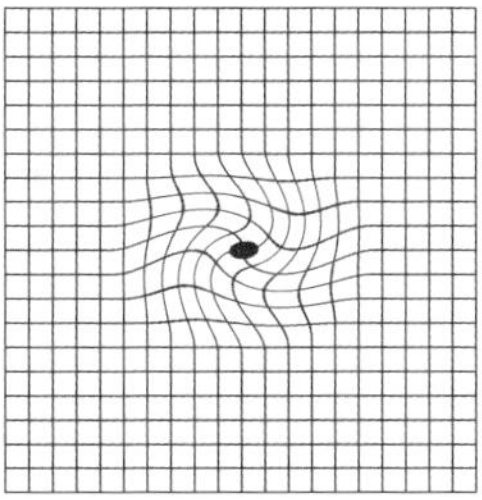

「中心がゆがんで見える」

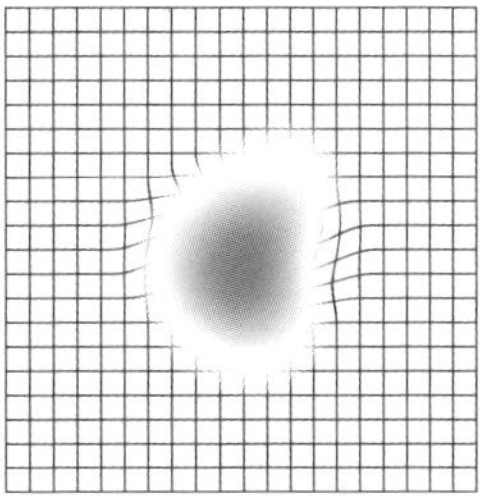

「中心がかけて見える」

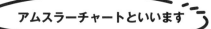

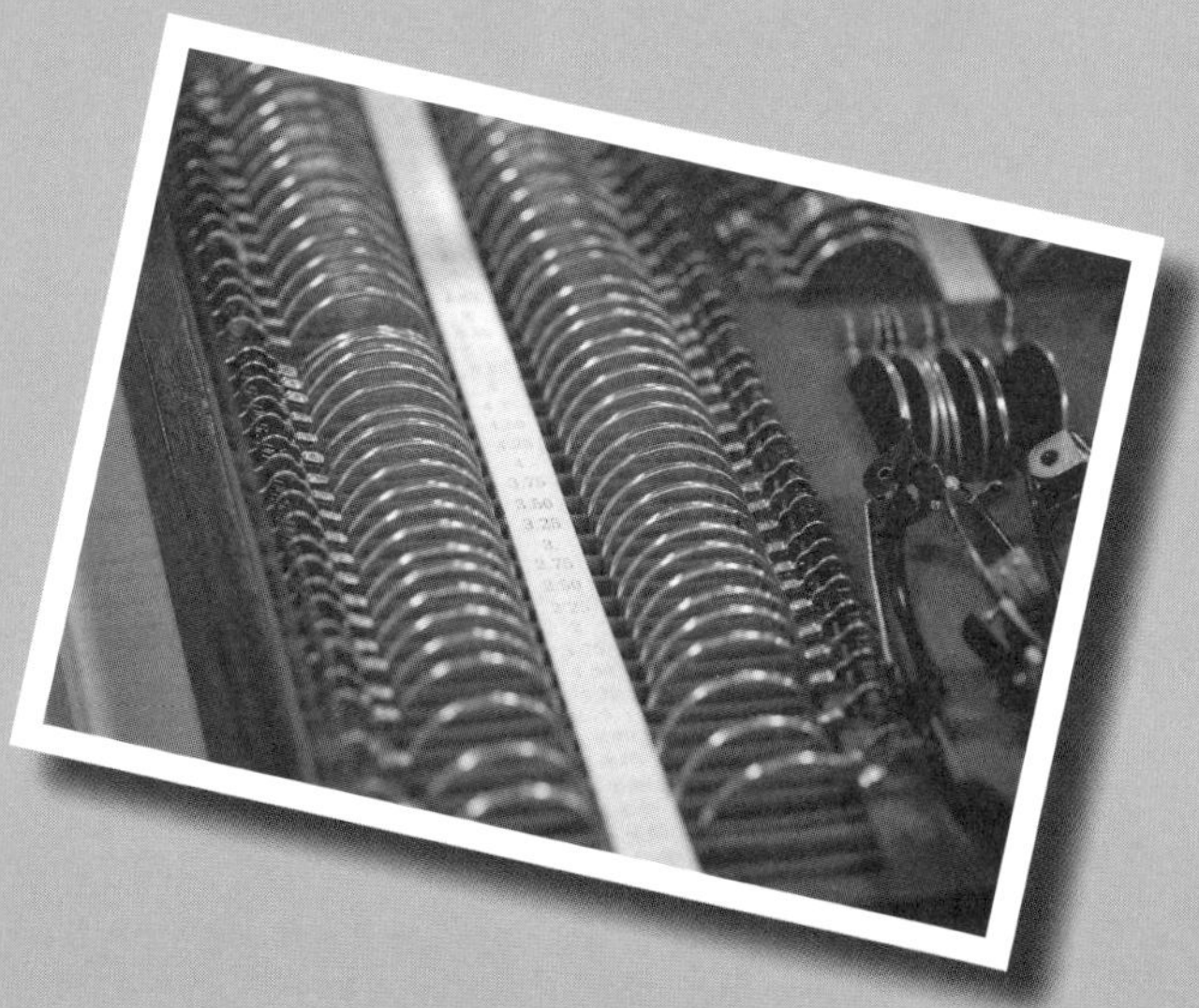

第3章

目を若返らせる！
深作式「積極的休養」メソッド

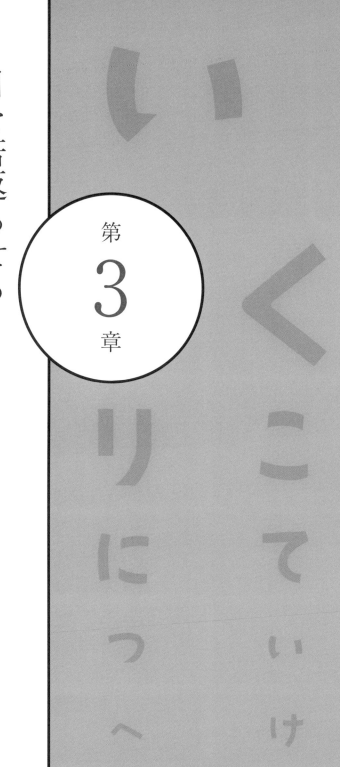

1章では、私たちの大切な「目」の構造と、「見える」ということはどういうことなのか、それをご説明させていただきました。

2章では、現代社会が、目にとって大変過酷な環境であること、そんな中で目をまもるための工夫、そして、目の異変の「兆し」に気づくためのヒントについてお伝えしてきました。

この3章では、「自分で取り組んでいただくことができる」セルフケアを紹介します。

先にも述べましたが、目にとって過酷なこの現代生活を送る私たちがすべきことは、「目の体操をする」ことでもなければ、「視力を上げようと頑張る」ことでもありません。

そうでなくても「はたらきすぎ」の状況にある「目」。

そしてそれを支える、緊張しすぎ、運動しすぎの「筋肉」や「組織」。

それらを、「休ませる」こと――これこそが、目をまもるための「積極的休養」です。

「目は豆腐のように扱うべし」と私は先に述べました。

まさに、その豆腐を大事にいたわるように、この章でお伝えする5つのセルフケアに取り組んでいただけると幸いです。

深作式「積極的休養」メソッド

❶ 血行改善「ほっこり温湿布」

❷ 血行改善「ぐいぐい頭ほぐし」

❸ マイボーム腺流し「じんわりまぶたつまみ」

❹ 毛様体リラックス「10倍スローまばたき」

❺ 目をまもる姿勢矯正「首背肩つなぎ」

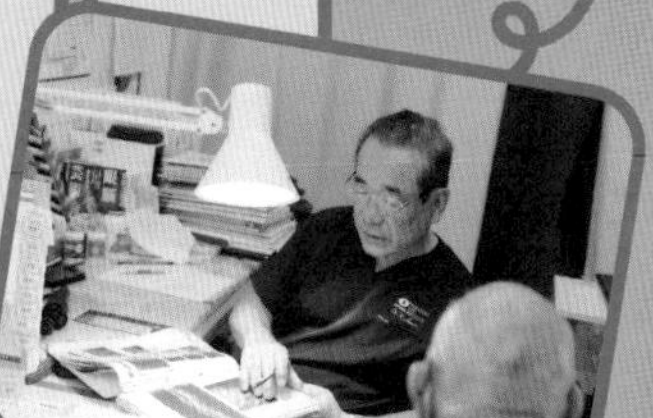

1 血行改善「ほっこり温湿布」

目の周辺の血行を改善し、緊張している筋肉をほぐします。蒸気と、タオルの適度な重みで、リラックス効果も！

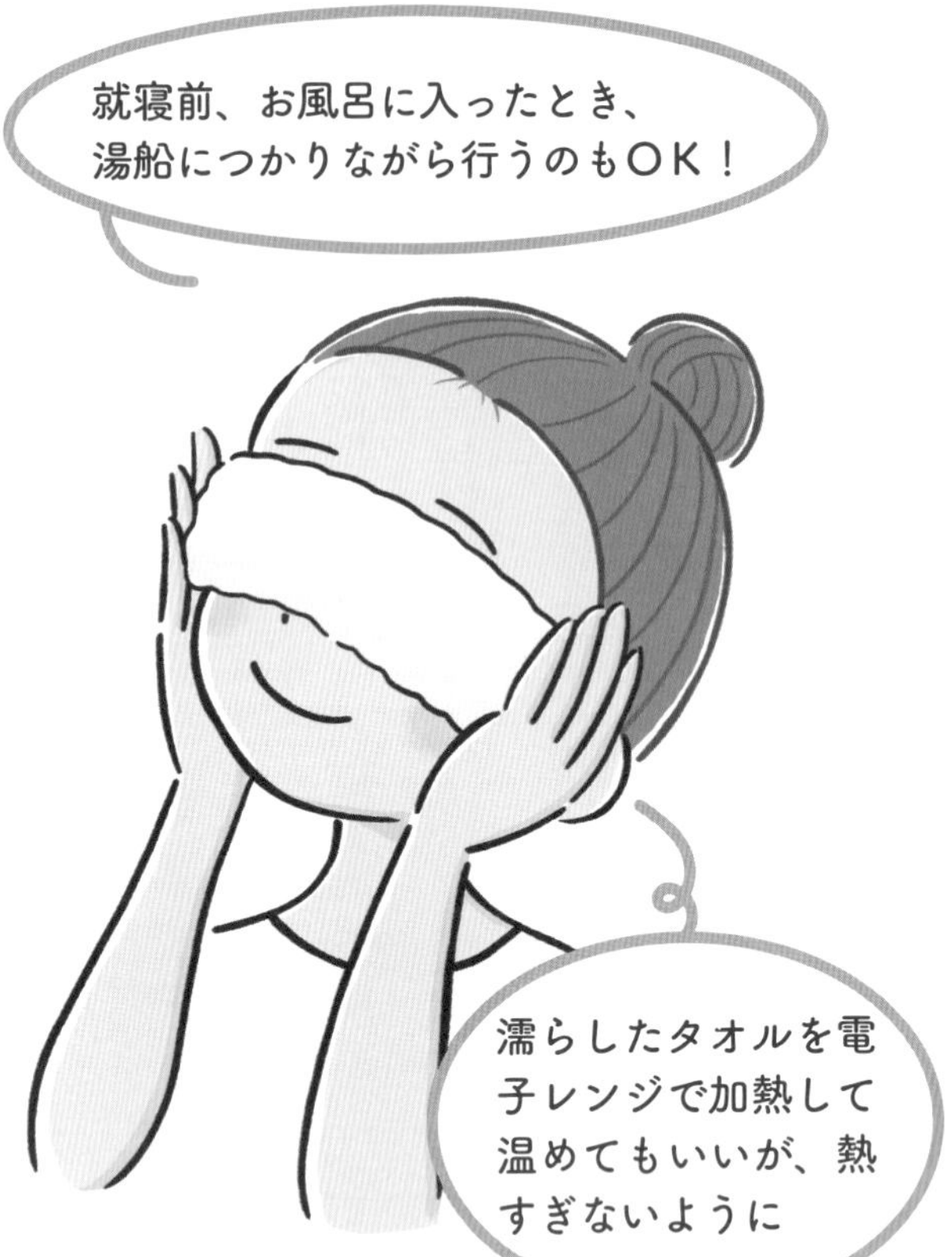
就寝前、お風呂に入ったとき、湯船につかりながら行うのもOK！
濡らしたタオルを電子レンジで加熱して温めてもいいが、熱すぎないように

1 目を閉じて、眉の上から鼻のあたりに温めたタオルをのせ、５分ほどのんびり過ごす。

目の疲れを感じたときなどは、目を温めるアイマスクなど、市販のものを利用して温めるのもおすすめ。疲れを感じたときはいつ行ってもOKです。

2 血行改善「ぐいぐい頭ほぐし」

目の疲れと頭皮のこりや血行不良は互いに関係しています。頭皮をほぐすと、目の緊張や疲労の緩和に一役！

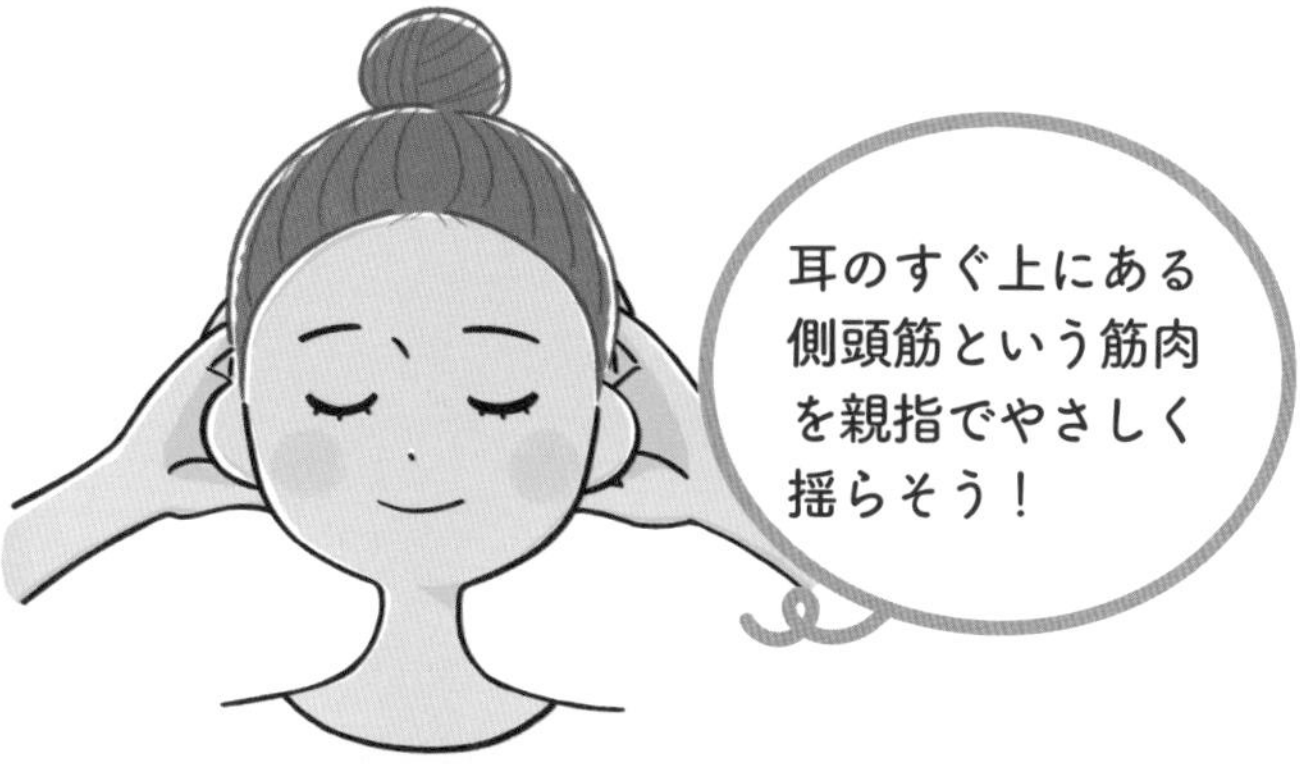
耳のすぐ上にある
側頭筋という筋肉
を親指でやさしく
揺らそう！

1 両手で頭をかかえるようにつかみ、指の腹を頭皮に密着させる。

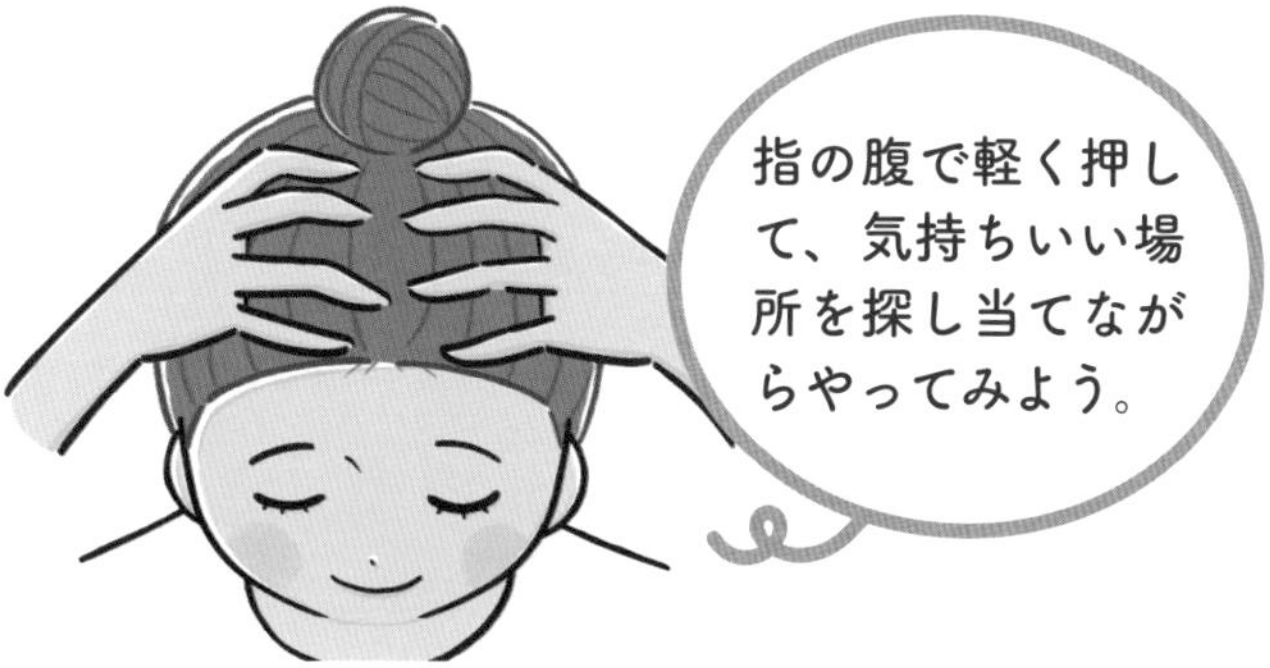
指の腹で軽く押し
て、気持ちいい場
所を探し当てなが
らやってみよう。

2 強い力は入れずに、指先を小さく動かしながら、頭皮をもむ。位置を変えながらまんべんなく。

目を使いすぎた後は、多くの活性酸素が発生していて、疲労の原因となり、頭皮の血行不良や肩こり、首こりなどを起こします。頭皮をほぐすことで、血流が改善されると、目の疲労の改善にもつながります。

3 マイボーム腺流し「じんわりまぶたつまみ」

まぶたの内側にある「マイボーム腺」からの皮脂分泌を促して、ドライアイを防ぎ、目を休ませます！

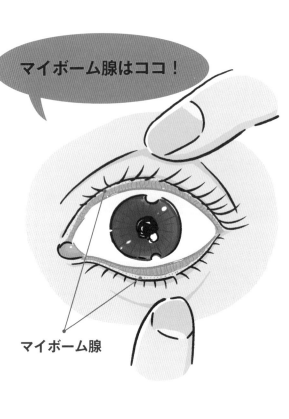

ドライアイの原因の85％はマイボーム腺からの皮脂分泌不足。老化やメイク用品が原因で、マイボーム腺がかたくなったり、詰まったりして起こります。夜にはメイクはしっかり落として！　ただし、目を洗ったり、洗顔料が目に入ったりしないよう、ご注意を！

ホットタオルなどで
まぶたのマイボーム腺を
あたため、やわらかくした
状態で行います。

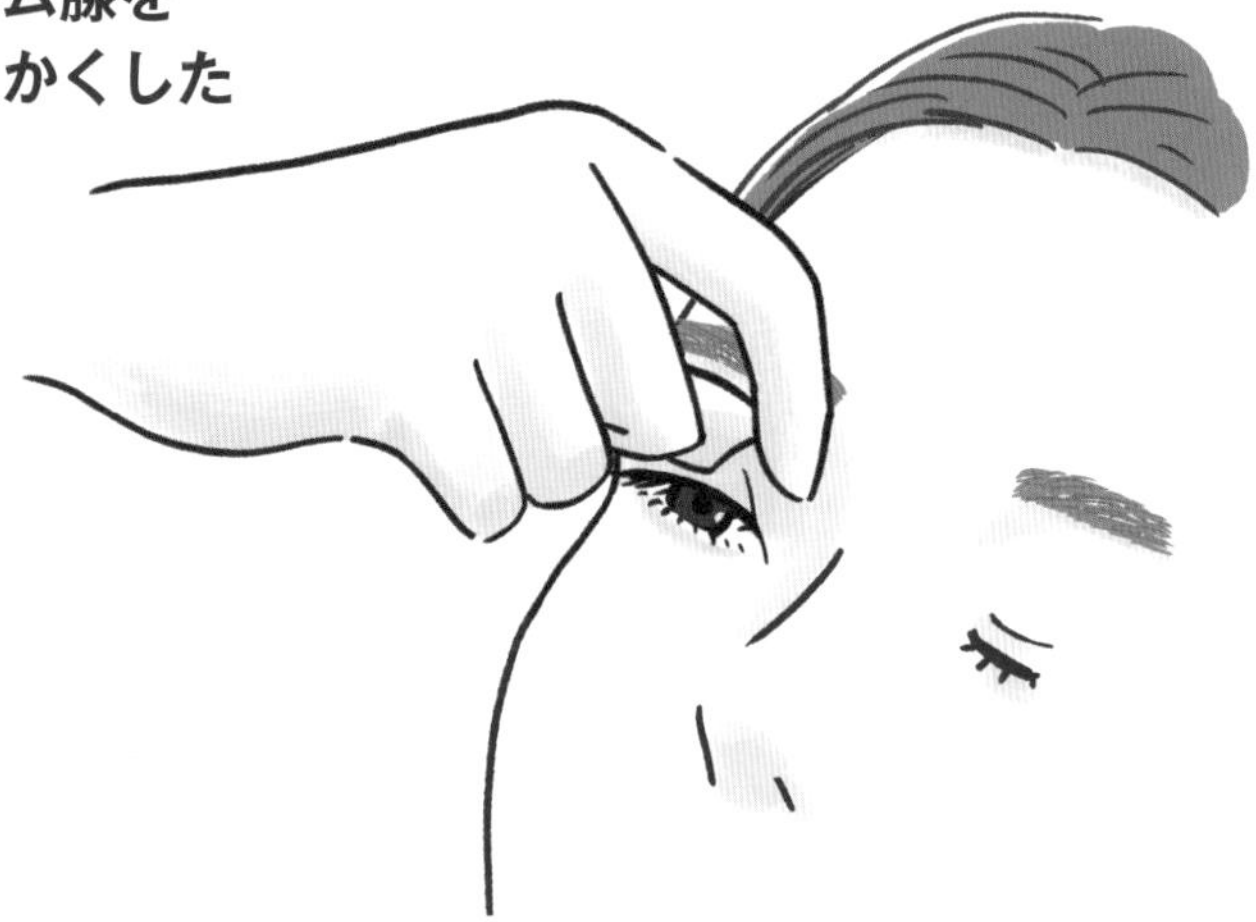

強い刺激はＮＧ！　眼球を押さないように注意して。指の温度で、皮脂がほぐれるようやさしく、やさしくつまもう。

1　赤ちゃんの肌をつまむような感覚で、やさしく「目頭より」のまぶたをつまみ、放す。

2　少しずつつまむ位置を「目尻」へずらしていき、折り返す。

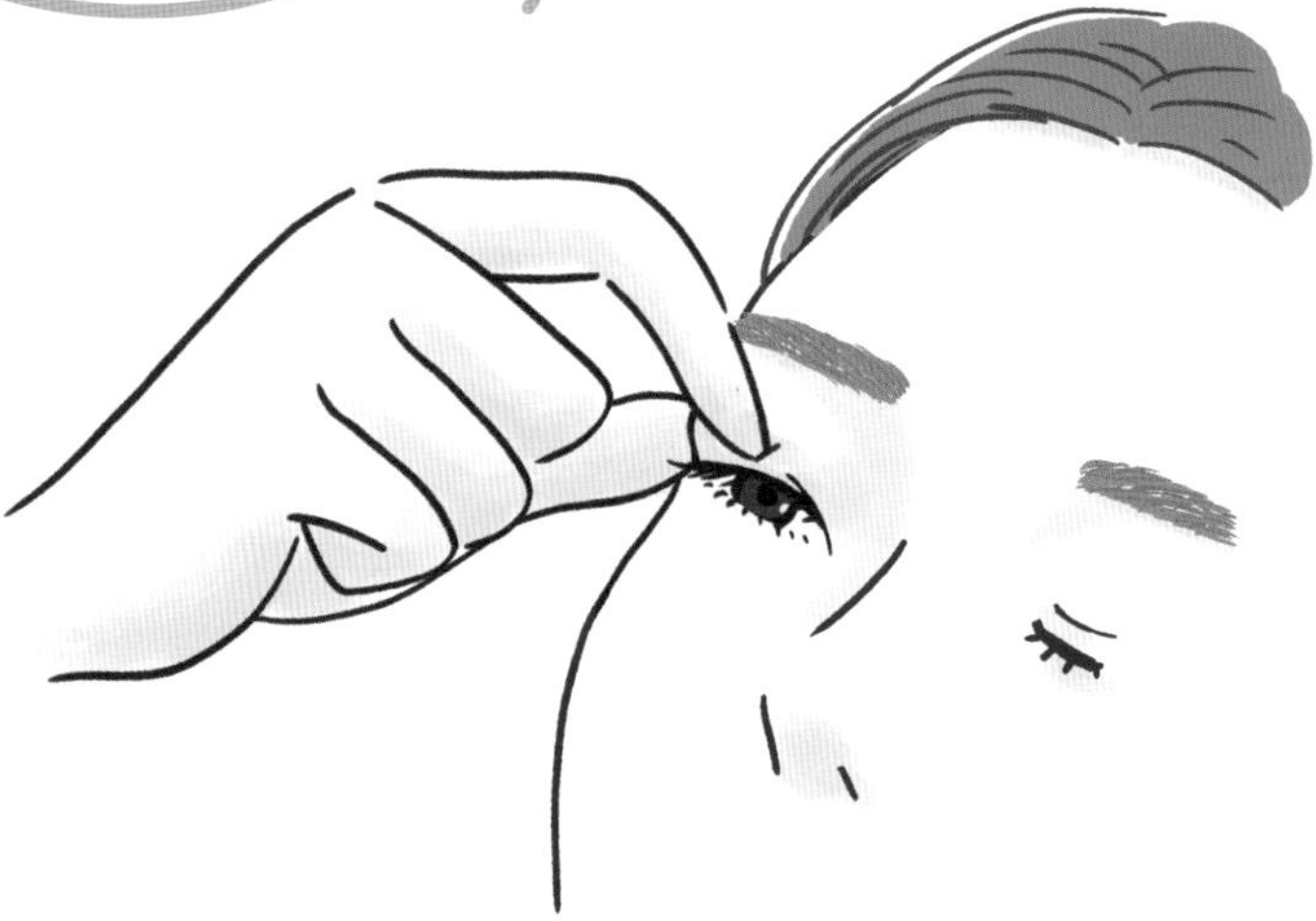

4 毛様体リラックス「10倍スローまばたき」

目が疲れたと感じたときには、ぼんやり遠くを見ながら超スローでまばたきします。目にうるおいを与え、目の緊張がとれます。

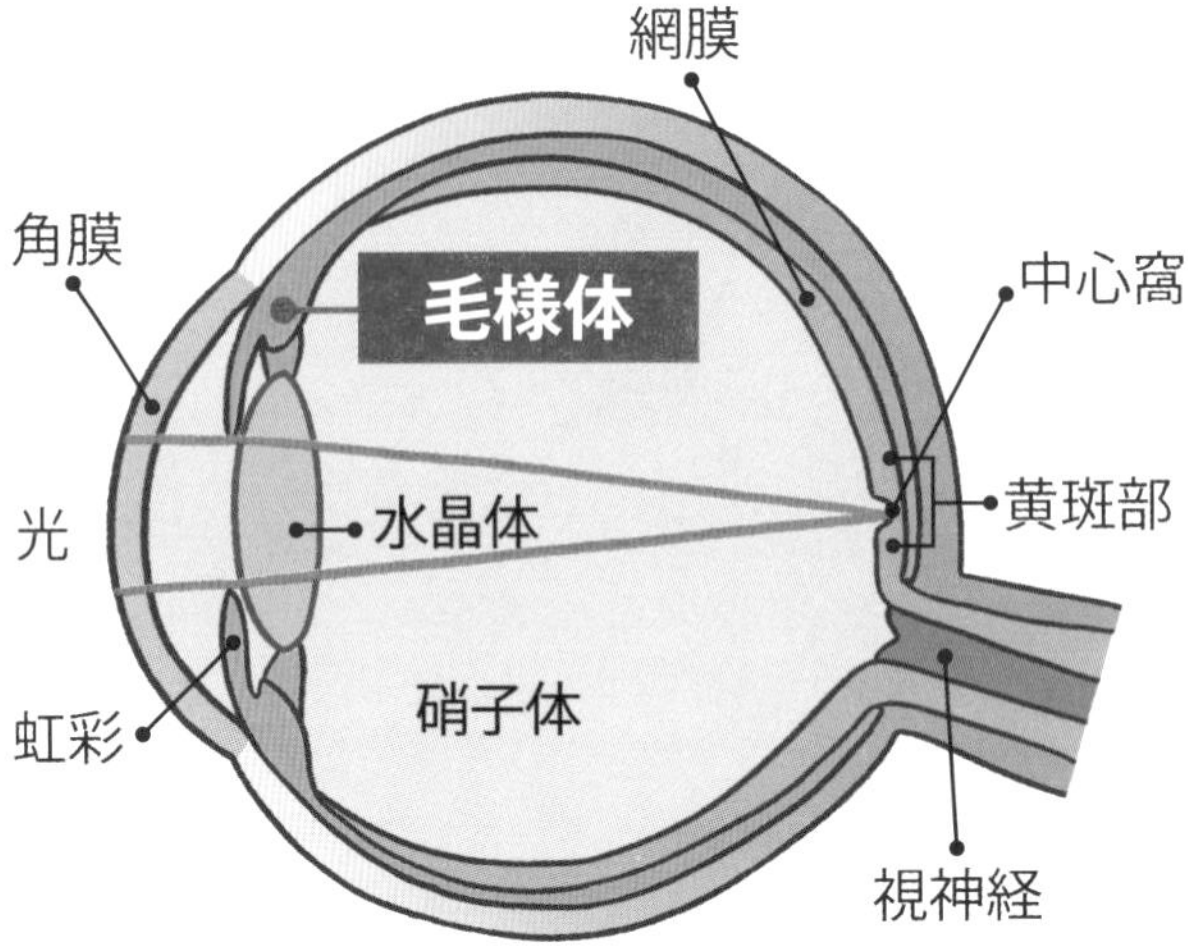

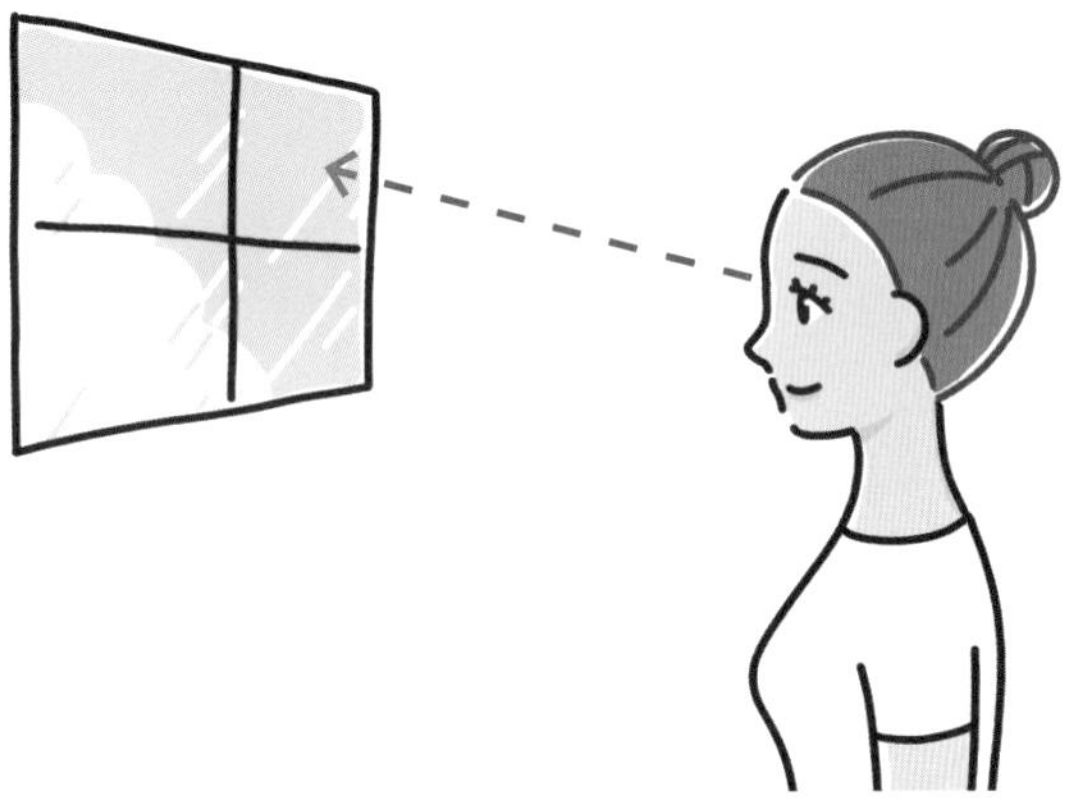

水晶体の厚みを変化させているのが毛様体の「収縮・弛緩」という動きです。普段は緊張して収縮しているのを、脱力させてやりましょう。

遠くをボーっと見ながら、まぶたを閉じたり、開けたり、普段の 10 倍くらいゆっくりまばたきする。

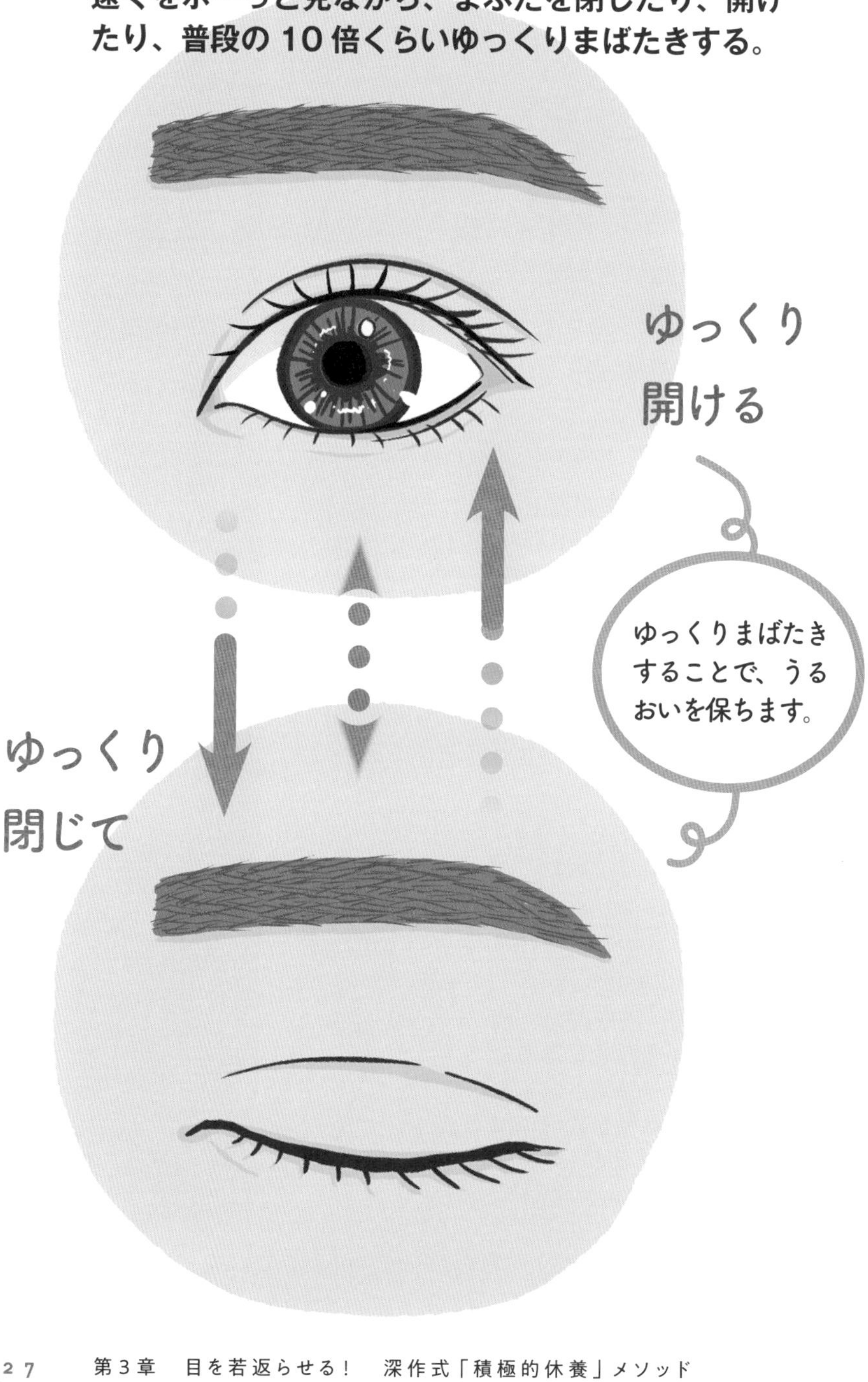
ゆっくり
開ける
ゆっくりまばたきすることで、うるおいを保ちます。
ゆっくり
閉じて

5 目をまもる姿勢矯正「首背肩つなぎ」

スマートフォンやタブレット操作を長時間すると、目から首まで連なっている筋肉がすべて緊張します。3つの動きでで姿勢を正し、ほぐしましょう。

あご起こし

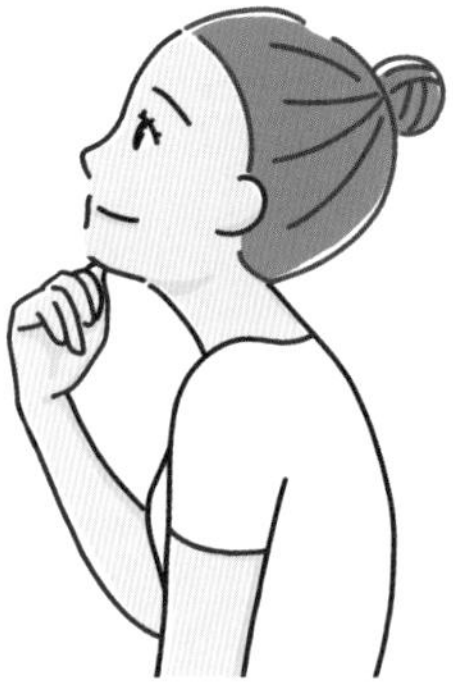

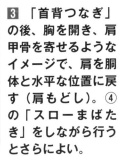

1 片方の手で、軽い力であごをつかんで「あご起こし」を。

↓

首背つなぎ

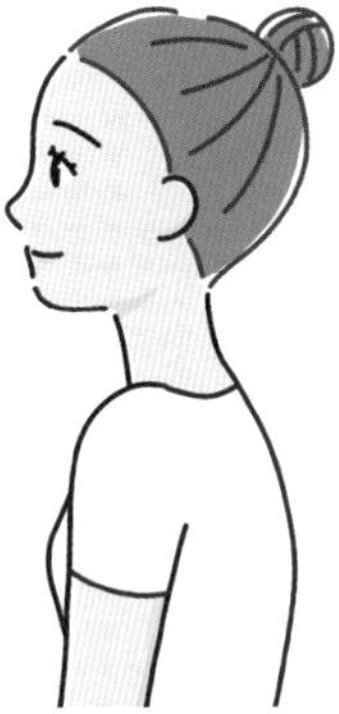

2 「あご起こし」の後、頭を天に伸ばすようなイメージで首を立て、まっすぐになった背筋とつなぐ（首背つなぎ）。姿勢を保ったまま痛くない程度に首を前後左右に倒す。

↓

肩もどし

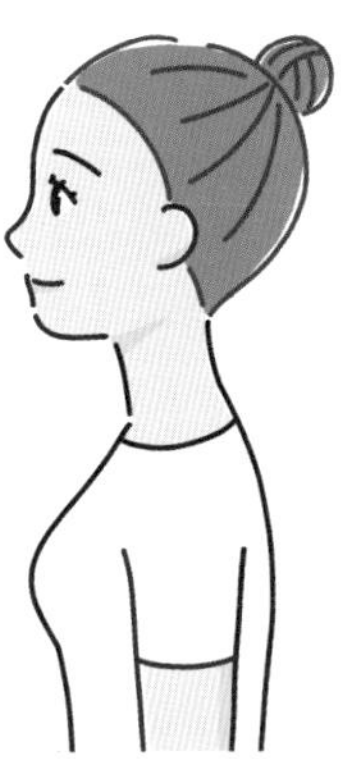

3 「首背つなぎ」の後、胸を開き、肩甲骨を寄せるようなイメージで、肩を胴体と水平な位置に戻す（肩もどし）。④の「スローまばたき」をしながら行うとさらによい。

第4章

多くの人を悩ます目の病気の最新治療

白内障の最新治療

眼科は「医師選び」が最初のポイント

中高年になるとかかる人が多い目の病気の治療について、この章ではまとめて紹介します。個々の病気の話の前に、治療を受ける際、もっとも大切なことを述べておきましょう。それは眼科へのかかり方です。

目に限らず、どんな病気の場合も、どこの誰に治療を委ねるか、つまり「医師選び」はみなさんが思う以上に大切なことです。

日本は医療制度的に「どこにでも自由にかかれる」ためか、「多くの病院で標準的な治療が均一と勘違いしている」ためか、真剣に医師を選んでかかるという意識が薄い人が多いように感じます。

海外、とくに米国では医師の腕の差に応じて費用を負担する、ある意味で理に適った制度があります。上級外科医の手術費は高く、大学病院などの研修病院では手術の練習台となるものの手術代金はかからない、など合理的です。

一方で、日本ではどんな高度の技術をもっている医師でも、研修病院医師による練習の手術でさえ、同じ手術代金です。つまり、日本は米国より医療費が安いので、日本の患者は医師を選べば、世界最低の料金で世界最高の医療を受けられる可能性があるのです。

つい、病院や医師に「おまかせ治療」してしまう――病気のときの不安な気持ちはわかりますが、早く治したいなら、患者さん自身の「治す！」という気持ちと、病気への正しい知識をもつことが何より大事です。

その気持ちと知識があると、治療の主人公は自分自身だと思え、病気と向き合えます。治療中や治療後の心と体と付き合い、責任をもつのも患者さん自身です。

医師はその時点でもっとも適切な医療の知識と技術を提供し、患者さんを支えます。いつでも医療は進化の途中で、「不完全な科学」ですから、その時点での最善を尽くすわけです。しかし、医師は、患者さんにとって支援者の1人にすぎません。

なんとなく選んだ病院で、なんとなく決まった医師にまかせて、不満足な結果になってしまったら？　自分で選んだことには変わりありませんから、後悔がつきないでしょう。

まず病院や医師を選ぶ必要が生じたら、よく調べ、真剣に選ぶのが賢明です。

そして先にも述べたとおり、日本の眼科医療は比較的たち遅れていて、世界水準の医療が提供できる医療機関は多くはないので、その点からもよく調べる必要があります。

なんといっても目の病気は外からはわかりにくいものが多く、緑内障など、本人でさえ失明寸前になっていても気づかない病気もあるくらいです。

そして手術をする場合には、術野が狭いため、1人の医師が単独で行うことになります。眼科外科手術は「やり直しがほとんどできない」くらいに思って、執刀する医師を厳選すべきです。

治療の主人公として、患者さんは疑問をもったら、医師に質問し、納得できない処置は断るのが望ましい。私のところに駆けこんで来る患者さんに、前の病院で不適切な手術などの処置をされ、状態が悪化して、困り果てて来る人が少なくありません。後から、「あのときもう少し、考えればよかった」などと後悔を口にする人も多い。

早期発見・治療が大事な場合もありますが、それでも、目の病気の多くは、納得するまで説明を聞いて考えたり、セカンドオピニオンを求めたりする時間ぐらいはあります。

もっとも、早期発見のためには、時間を無駄にしないことも大切。疑問が多い場合は、素早く診断し、合理的な治療法を示してくれる医師を探し直しましょう。

白内障は誰にでも起こる「老化現象」

これまで白内障についてはいくらか述べたので重なりますが、白内障は、年齢を重ねれば誰でもなる可能性がある病気です。**しかし、白内障を引き起こす原因と予防法について知ることで、発症をずっと遅らせることが可能です。**

そもそも目の中のレンズである水晶体は、細胞としては爪や髪の毛と同じ系統（内胚葉、中胚葉、外胚葉の3種のうちの外胚葉系）なので、生涯成長を続けます。

幼児の頃の水晶体の直径は6〜7ミリ程度ですが、80歳代などでは9〜10ミリほどに直径が大きくなります。

水晶体上皮細胞と水晶体線維細胞によりできる水晶体は、年輪のように重なって層を増やし、重なっていくことで圧がかかるので、最初にできた中央の核部分は、周りから押さえ続けられ、硬くなり、色味も黄味がかっていきます。この密度が濃く、色味が黄色くなり硬くなったものを「核白内障」といいます。

この変化は、年齢を重ねると誰にでも起こる、老化と言えます。

核白内障は進行するとより硬くなり、水晶体の核の色が黄色から褐色へと色味が変化します。また、この濁りのために視力が落ち、さらには褐色になると反対色である青や紫の色が吸収され、青や紫色を黒色と誤認するようになります。

派手な紫色のズボンを黒色だと思ってはいていたとか、左足に黒色、右足に濃紺色の靴下を誤ってはいていた、といったことが起こるようになります。

また、水晶体の核ではなく外側、水晶体線維細胞のタンパク質の濁りによって起こるものは「皮質下白内障」です。

正常な水晶体をつくる水晶体線維細胞は、規則正しい細胞配列で透明性を保っているのですが、線維細胞のタンパク質が「糖化」などのメカニズムによって、徐々に変化し、タンパク質の集合体をつくってしまうのです。すると細胞の配列が乱れ、光が乱反射してまぶしく見えたり、かすんで見えたりします。

核白内障と皮質白内障の原因になりやすい要素としては一般的に、加齢、紫外線照射、栄養状況、アルコール摂取、糖尿病、薬剤、家族歴などとされてきました。さらには、水晶体の物理的な外傷や、炎症などによる代謝異常などとも関連します。

とくに注意が必要なのが、紫外線や短波長のＬＥＤなどの「光の害」です。水晶体の細胞内タンパク質のトリプトファンは、紫外線を吸収すると活性酸素を生み出します。この活性酸素が、先に述べたタンパク質の集合体をつくり、水晶体が濁るのです。

さらに、糖質のとりすぎも細胞内タンパク質の糖化を加速させ、濁りの原因として大です。

先にお伝えした、光の害から目をまもること、そして、糖化や酸化を防ぐため、「糖質制限食」を中心にした食生活に改めることを普段から意識してください。

「コンロの青い火」が見えにくくなったらすぐに手術を

白内障にすでになってしまった目は、手術で治します。現代では、それしか方法がないのです。とはいえ、この手術と多焦点レンズが劇的に進歩していますので、手術後には裸眼でよく見える目になります。

白内障の手術とは、簡単にいえば、レンズの役目を果たしてきた水晶体が濁って見えな

くなったので、手術で新しい人工レンズに入れ替え、視機能を回復させる手術です。

手術を受けるにあたっては、まず目の機能について検査をします。最初に行うのは視機能の代表、「視力」の検査です。

どの程度、視力が悪化したら白内障手術のタイミングかというのは、一人ひとりの希望が違うので一概には言えないものの、1つには、「運転免許の視力検査に通るかどうか」が判断基準になります。

実際は取り締まりがゆるいのですが、日本の普通免許の合格視力は0・7以上です。つまり0・6以下になったら手術適応ということです。

パイロットなど職業によっては、視力が1・0あっても「白内障で光が乱反射し、見えにくいので手術してほしい」といった希望もあります。

また、一般的には検査をしませんが、白内障では「色覚異常」も起きるため、色覚表で色覚障害の検査が必要な場合もあります。

たとえば紺色を黒色と勘違いする。銀行の説明文の薄い赤の文字が見えない。紫色を黒っぽい色と思っていた。ガスコンロの青い炎がよく見えない。こういった症状があるときはできるだけ早く白内障手術をしたほうがよいので、症状があったら主治医に必ず伝えてください。

最新の手術はハイブリッド型最新多焦点レンズの移植

白内障の手術は、濁ってしまった水晶体を新しい人工レンズに入れ替える手術です。眼科外科医にとっては基本的な手術の1つですが、手術後の視力の出方で、医師の腕がわかります。

とくに多焦点レンズを移植する場合、薄く皮質下白内障が残ったり、カプセルの研磨が不十分だと、術後視力は0・7くらいしか出ません。

ピカピカに磨けば、裸眼での視力はすべての距離で1・2以上が出せます。

どこで手術をするかを選ぶ際には、少なくとも数万件以上の手術経験があり、ほぼ1・0以上の術後視力が出せる眼科外科医に担当してもらうのが望ましいでしょう。

私のクリニックにて白内障手術時に使うレンズは、私自身が開発に携わり、長年にわたって改良されたハイブリッドの多焦点レンズです。

遠近、中間、どこを見ても焦点が合い、また、乱視も矯正できるこのレンズの移植手術は、術後の評判は世界でも非常に高く、この最新型レンズで「近く・中間・遠方のどこも、ほぼ途切れなくよく見える」と、移植した患者さんが喜んでくれています。

この新型ハイブリッドレンズは従来の2焦点や3焦点とは別次元の多焦点レンズで、レンズの製造に非常に手間がかかっています。日本で認可後約2年間は深作眼科だけが使用でき、すべて良い結果をおさめました。２０２３年春からは、深作眼科ではない他施設でも使用できるようになりましたが、白内障手術を完璧に施行できる高度な技術がともなわないと良い視力がでないため、医師選びがより重要です。

レースカット法という技術でつくられていて、従来の2焦点や3焦点と違って、全領域に焦点が合います。また長期間、レンズの劣化がなく、生涯にわたってよく見えるのです。ただし、私がこれまで約1万件の新型多焦点レンズ移植をしてきた経験では、この最新型レンズ（シナジーレンズ Synergy か Synergy TORIC）にて、最高の結果を出すには高い技術を要します。水晶体カプセルを完全に研磨するとか、乱視矯正を完璧に行うなどはもちろんのこと、合併症を発症している場合であっても、緑内障や網膜剥離の手術をともなうときでも、高い技術で他の病気も治すことが必要です。

なぜ白内障を放置してはいけないのか

白内障は、放置すると水晶体レンズが水膨れのようになります。

そもそも水晶体は生涯にわたり成長し、加齢とともに水晶体が大きくなり、虹彩をもち上げ、水の流れ出る場所である隅角を狭くします。

この隅角が狭くなり水の流れが悪くなるのが緑内障の原因となるので、白内障と緑内障は合併することが多いのです。

もともと隅角が狭い人に限らず、70歳を過ぎて白内障を放置していると、9割が緑内障になってしまいます。

しかし、緑内障は失明寸前まで気づきにくい病気なのです。

先にも述べましたが、世界基準で見れば、「緑内障の手術治療の最初は、まずは白内障手術」と言われるほど、合併の可能性が高いと理解してください。

緑内障、最先端の治療法

緑内障の原因は「眼圧が高い」だけではない！

日本では失明原因の1位となっている目の病気が緑内障です。しかし、なぜ緑内障は起こるのか、その原因は分かっていません。

多くの方々や、眼科医でさえ信じているのは、「緑内障とは眼圧が高くなり、眼圧が原因で視神経が障害されて、視野が狭くなり、徐々に失明に向かう」ということ。しかし、それは少し違います。

確かに眼圧はこれまでの経験値や統計値から見て、緑内障の原因の1つです。ですから、点眼薬で眼圧を下げる標準的な治療は必要なものです。さらに進行した緑内障で、手術により眼圧を下げることも効果的で、間違いではありません。しかし、緑内障は眼圧だけが原因ではないのです。

むしろ、「眼圧」だけが原因であるのは緑内障全体の3割程にすぎず、他の原因は主に

視神経への「機械的圧迫」や「血流が悪くなる（その結果として起こる酸素・栄養不足）」ことなどと考えられるようになっています。

眼圧が高くない人でも緑内障を発症しており、「眼圧がこれ以上高くならなければ安心」とは限らないということです。

目は大まかに「光を電気信号に変える部分」と、「その電気信号を脳に伝える伝達系の部分」があり、緑内障は伝達系の、電気信号を脳に伝えるケーブルのような視神経の細胞が障害を受ける病気です。

すべての神経細胞は、「圧迫」と「血流障害」によりダメージを受けます。これは緑内障での視神経障害でも同じです。

近視でも遠視でも、緑内障になる可能性はあり、強度近視の目では、目が伸びるときに、視神経の細胞の枝が「機械的圧迫」を受け、血流が悪くなり、視神経障害が起きて緑内障になります。

一方で、遠視の目は目の長さが短くて、目の中の、水の流れ出る場所である虹彩と角膜の間の隅角が狭くなってしまうことで、眼圧が高くなります。とくに夜間は瞳が開いて虹彩が周辺に寄り隅角を狭くするので、眼圧が高くなります。眼圧が高くなると、相対的に視神経への血流も悪くなり、視神経障害をまねくので、緑内障につながります。

ところで、「正常眼圧」という言葉を聞いたことがあるでしょうか。これはかつてドイツで「10から20㎜Hg（水銀柱ミリメートル）」が正常の眼圧であるとされた概念です。

けれど現実にはこの正常眼圧内であっても、緑内障が進む人が多くいます。

日本で行われた大規模な疫学調査でも、緑内障患者の7割が正常眼圧であったと報告されています。つまり正常眼圧という概念自体が正しくないのです。

なぜ日本は「緑内障による失明」が多いのか

日本ではしばらくの間、失明原因の1位が緑内障である状態が続いていて、私は由々しき問題だと感じています。

日本では、少し古いデータですが、２０１６年の統計では失明した人の28・６％もが緑内障でした。一方、アメリカでは８％。なぜこれほどの差があるのでしょうか？

アメリカで失明原因1位の加齢黄斑変性の診断が、日本では十分にできていないことも大きな要素ですが、同時にアメリカでは緑内障の治療で多くの場合に手術が採用され、治っている方が多いためです。

一方の日本では緑内障の治療といえば、点眼薬という保存的な治療です。点眼での眼圧を下げる治療は意味があります。でもそれだけで良いのは初期の段階です。点眼薬だけで十分に眼圧が下がり、緑内障の進行が止まるケースはまれなのです。**中期以降で、視野欠損が進むような患者さんには、時機を失わないうちの手術が必要です。**

1つの緑内障手術方法で効く場合もありますが、複数の手術方法から最適な方法を選ぶ必要があります。ところが、複数の緑内障の手術療法を完全に行える眼科外科医が日本には数えるほどしかいません。つまり、多くの患者さんにとって手術という選択肢が示されないままに、手術の時機を逸して失明という最悪の結果が多数出ているのが現実です。

私が患者さんに「緑内障の手術をしましょう」と言うと、多くの人が「手術なんてできるんですか？」と驚かれます。

緑内障は手術により治せる病気であることと、正しい手術療法について知らせないと、失明原因の第1位は変わらないでしょう。私は日本人の目をまもりたいとの使命感で、真実を訴え続けています。

なぜ緑内障は見落とされるのか

緑内障の障害は、電気信号を伝える伝達系の細胞の障害です。伝達系の細胞とは、網膜神経節細胞とその枝のこと。枝の集まったものが視神経です。この視神経を直接見ると、細胞レベルでの障害がかなりの精度でわかります。

今ではこの細胞の障害を機械で測定できるので、深作眼科では最新の測定機械を2台設置しています。私の場合は、機械は補足的に使っていますが、高額ではあるものの、これがあれば早期の緑内障の診断は難しくありません。

早い段階で緑内障が見つかれば、点眼薬がよく効きます。緑内障の進行を抑えられる可能性のある眼圧を「目標眼圧」として治療の目安としています。初期の段階での目標眼圧は15㎜Hg程度。この眼圧なら点眼薬でも達成できます。

しかし、緑内障は発見が遅れがちな病気です。末期になるまで患者さん自身がまったく気づかないことも多いのです。見え方の異変に気づかなければ眼科を受診しないためでしょう。

両眼で見ていると、視野が狭くなっていることに気づきづらい。さらに、緑内障の診断は技術と経験を要すため、多くの眼科で正しい診断ができていないこともあります。

白内障があるかどうかはすぐにわかりますが、緑内障は見落とされ、「何年も近所の眼科に、軽い白内障だと言われてきただけだった」という患者さんが少なくありません。そのようなケースでは、白内障も決して軽くはありません。だからこそ深作眼科に手術を求めてきます。白内障手術は問題なく施行できますが、気づかないままに併発して進行悪化してしまった緑内障がもっとも大きな問題なのです。

こうした場合、緑内障進行を止めるための「目標眼圧」は、初期の例よりずっと低眼圧を維持していかないと進行を止められません。

具体的には中期から末期の進行した緑内障の「目標眼圧」はさらに低い9〜10㎜Hgほど

でないと治療にならない。点眼薬などの薬だけでは下げることは不可能です。中期以降は手術でしか進行を止められませんし、末期の例では、いくら眼圧を下げても進行を抑えられないことが多いので、手術は中期のうちに行うべきです。

緑内障治療で点眼薬をどう使う？

ここから、緑内障ではどのような治療が必要かを解説していきましょう。まずは初期から行う点眼薬療法について説明します。緑内障は、血流や機械的圧迫など、いくつか原因があるにしても、眼圧が高いことも大きな原因です。

点眼療法は眼圧を下げる目的で行いますが、点眼治療には、２つの側面があります。**房水を流出路へ流れやすくする効果と、目の中の水である房水の産生を抑える効果の２つです。**

①目の中の水の流れを改善する効果

眼球を眼圧で保ち、酸素や栄養を与える水（房水）は目のはたらきに重要です。この房水の流れが滞ると眼圧が上がります。房水の約9割は「主経路」を通じて流れます。

主経路とは、次のようなものです。

目の中の水は、毛様体突起の細胞から分泌されます。この水が虹彩の下を通り、瞳孔を通り、角膜と虹彩の間の隅角へと行き、隅角部分の下水溝に当たる線維柱帯というメッシュワーク状の場所を通り、シュレム管という管に入り、静脈へと戻っていくのです。

経路のどの過程に問題があって眼圧を上げているかによって、点眼薬を選択することになります。

一方、房水の1割はシュレム管を通らず副経路へと流れます。虹彩と脈絡膜の間の隙間から流出するものです（この副経路はブドウ膜強膜流出路といいます）。

副経路の流れに問題がある場合、代表的な薬はプロスタグランジン剤となります。プロスタグランジン剤は単剤で、眼圧下降効果が高く、患者さんの現在の眼圧から、約30％下がります。

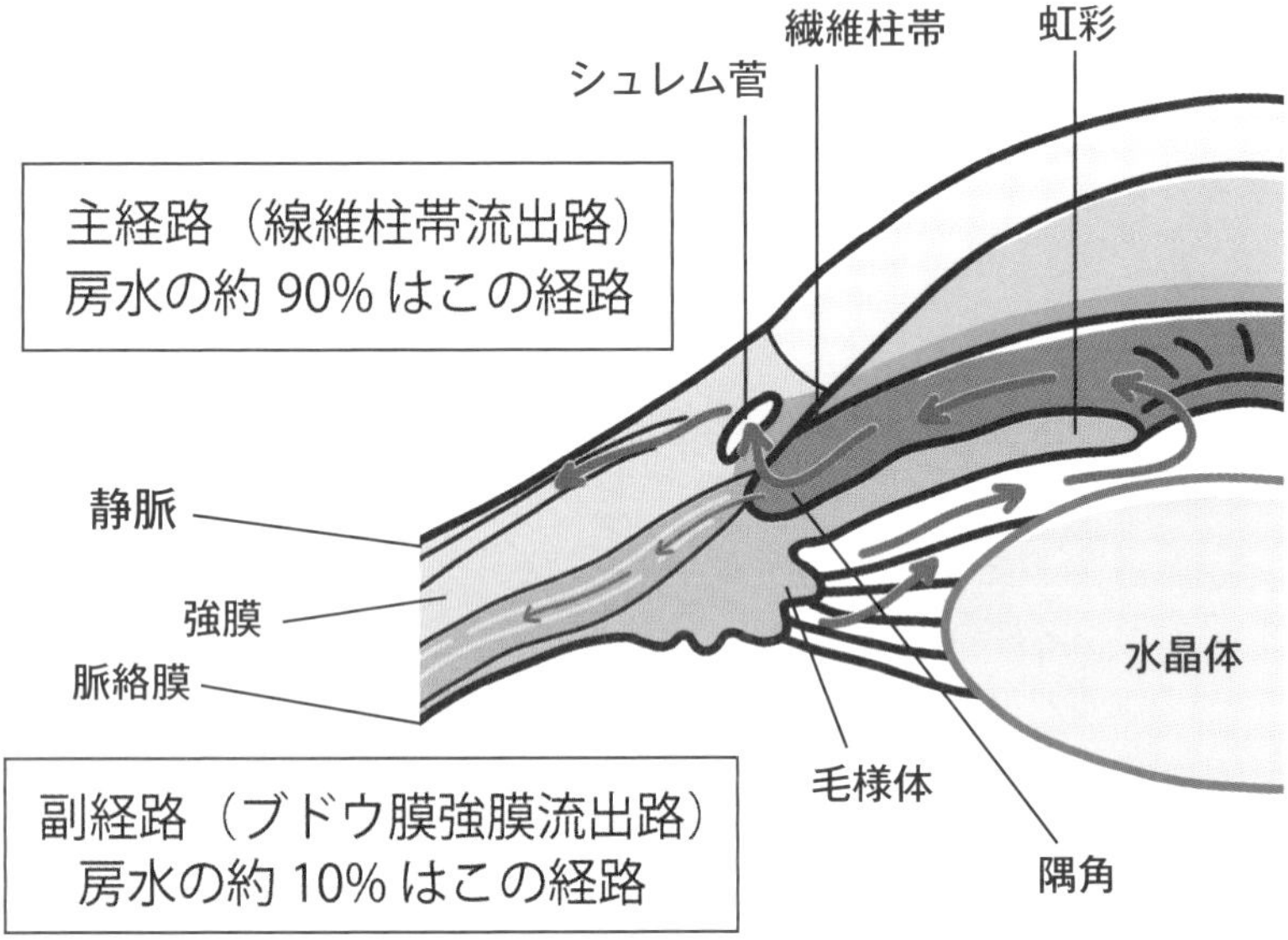
繊維柱帯
虹彩
シュレム管
主経路（線維柱帯流出路）
房水の約 90% はこの経路
静脈
強膜
脈絡膜
水晶体
毛様体
副経路（ブドウ膜強膜流出路）
房水の約 10% はこの経路
隅角

②房水の産生を抑える

点眼治療の大きく分けて2つめは、房水そのものの産生を抑えるものです。

房水は毛様体突起でつくられます。緑内障の薬物治療では、この房水産生を調整するのが、点眼治療のもう1つの側面です。

①と②、それぞれ実際に利用されている代表的な薬と副作用は次ページからの表のとおりです。

❶主経路を流れる房水の流れを改善する点眼薬

作用による分類	作用	商品名	副作用
副交感神経作動薬	毛様体筋収縮で線維柱帯を広げる。	サンピロ®	瞳孔が収縮するので、見え方が暗くなる。
イオンチャンネル開口薬	イオンが通過する小孔を広げる。	レスキュラ®	まつ毛が濃くなったり、虹彩や皮膚に色素沈着が起こり、黒っぽくなることがある。
ROCK酵素阻害剤	線維柱帯にあるRhoキナーゼという房水排出にかかわっている酵素のはたらきを阻害して、主経路からの房水の排出を促す。眼圧下降効果は2から4㎜Hgほど。	グラナテック®	刺激が強く、充血などで目が赤くなる。眼瞼炎が起きることもある。痛みが出ることもある。2時間ほど続く。さらなる眼圧降下を求めて追加で使うことが多い。

❷副経路を流れる房水の流れを改善する点眼薬

作用による分類	作用	商品名	副作用
プロスタグランジン剤	毛様体の筋肉を収縮する作用により副経路を広げて、副経路からの房水排出を促す。プロスタグランジン点眼で眼圧降下作用が元の眼圧の約30％降下で、４から６㎜Hg眼圧降下と良好。点眼薬の中で最も良い眼圧降下効果。	キサラタン® トラバタンズ® タプロス®	刺激で目が赤くなる、目の周りや虹彩の色素沈着、瞼の窪みが強くなる、瞼が黒くなる、まつ毛が長くなる、などがある。
		エイベリス®	色素沈着は出にくいものの、眼内レンズを入れている患者さんで網膜黄斑浮腫を起こし、視力を落とすことがある。白内障手術後やこれから可能性のある患者では使ってはいけない。
α１遮断薬	毛様体にあるα１受容体を遮断して、副房水路の流出量を増やす。	デタントール®	副作用も少ないが効果も少ない。他点眼で効果不十分での追加点眼として使う。

❸房水の産生を抑制する点眼薬と内服薬

作用による分類	作用	商品名	副作用
炭酸脱水素酵素阻害剤	毛様体突起で房水をつくるときに欠かせない炭酸脱水素酵素のはたらきを抑える。点眼薬の眼圧下降は元の眼圧の15から20％ほどで、２から３㎜Hg眼圧降下。	トルソプト®（点眼薬） エイゾプト®（点眼薬）	副作用は少ない。一時的にしみる。
	内服剤はもっとも良く効く。	ダイアモックス®（内服薬）	内服薬の眼圧下降効果は良いが、利尿剤であり、排尿に伴い血中のカリウム濃度が減り、手がしびれる。カリウムの内服を同時に行う。長期間は使いにくい。
交感神経β遮断（βブロッカー）剤	毛様体の中の房水産生に関するβ受容体のはたらきを遮断して房水産生を押さえる。眼圧下降は元の眼圧の15から20％ほどで、２から５㎜Hg眼圧降下。	チモプトール® リズモン® ミケラン® ベトプティック®	気管支収縮作用や心臓の拍動を抑える作用があり、喘息や徐脈、血圧低下などが出ることがあり、喘息や心臓病がある人には使いにくい。
交感神経α２受容体刺激剤	房水産生や排出に関係するα２受容体のはたらきを盛んにして、房水産生を抑え副流出路の房水流出を促す。眼圧降下は４㎜Hgほどとされる。	アイファガン®	目のただれ、赤くなるアレルギー症状、血圧低下もあり得る。
α１・β遮断薬	副房水路の流出量を増やし、房水産生を抑える。眼圧下降効果は元の20％ほどとされるが、副作用の問題で使いにくい。	ハイパジール	気管支収縮作用で喘息がある人には使いにくい。徐脈も起きて心臓病がある人に使いにくい。

点眼薬は、作用と副作用のバランスを考えて第一選択薬を決めます。単剤で用いる場合、効果が高いプロスタグランジン剤が使いやすく、次いでβブロッカー剤や炭酸脱水酵素阻害剤の選択が一般的です。

また、最近は2種類の点眼薬を1種類に合わせた合剤も増えました。たとえば、チモプトールとトルソプトを合わせたコソプト、ミケランとキサラタンを合わせたミケルナ、チモプトールとアイファガンを合わせたアイベータ、アイファガンとグラナテックを合わせたグラアルファなど、次々に出ています。

ただし2種類を足したからといって、2倍の効果があるのではありません。

さらに、保存剤が変わっているなどで刺激がより強くなることもあり、それぞれ単剤の場合と同じ効果があるとは言えませんので、点眼回数は減りますが、良いとも限らないのです。

単剤で使うと回数は増えますが、眼圧下降効果は高く、費用はずっと安い。合剤は価格が高いのも問題です。点眼回数が減ることで手間が省けることは大きなメリットですが、デメリットも理解する必要があります。

点眼薬は使ってみて、使用感や眼圧下降作用と点眼時の副作用、費用の点などを比べ、問題を感じるときは主治医に相談し、薬を変更することもできます。

緊急を要す緑内障の手術とは

先にご説明した、目の中での房水の「主経路」を通じた流れ、そのうちの隅角が閉じてしまう病気は**「閉塞隅角緑内障」**です。

多くの人に知られている、一般的な緑内障は隅角が開いている「開放隅角緑内障」ですが、**中高年以上の眼軸の短い遠視の方に起こりやすい緊急性を要す病気が、この「閉塞隅角緑内障」です。**急に高眼圧となり、頭痛とともに見えなくなるこの病気から解説します。

「閉塞隅角緑内障」は房水の流れ道がストップして急激に眼圧が上がり、しかも60㎜Hgほどと非常に高くなってしまいます。正常眼圧は「10から20㎜Hg」とされるのですから、大変な高さです。

急上昇した眼圧は隅角が閉じているのが原因ですから、薬では下がりません。ものが見えなくなり、頭も痛くなります。短期間に失明する恐れもあるので、早期に手術をする必要があります。

緑内障治療の経験豊富な眼科外科医が手術室にて周辺虹彩切除を行い、水の流れ道をつくれば治ります。

また、さらに重要なことは、隅角が狭くて閉塞したのですから、隅角を開くためにも、まずは白内障の合併の有無を診断し、あれば白内障の手術を行うべきです。水晶体より人工眼内レンズのほうが薄いので、隅角が開きます。これで周辺虹彩切除術は必要なくなります。

ところが、病院によってはレーザーを使って周辺虹彩に穴を開ける施術をしがちです。これは一見手術手技が簡単だからでしょう。

しかし、閉塞隅角緑内障、もしくは、その危険がある状態の人も、決してレーザーで虹彩切開をしてはいけません。

なぜなら高眼圧では角膜が浮腫状態にあり、低いパワーではレーザーが通りません。そこでエネルギーを上げてレーザーを照射すると、目の前房が浅い状態になっていますから、レーザーパワーが角膜内皮細胞を障害してしまいます。さらに虹彩の細胞を飛ばして炎症が出て、さらに眼圧が上がってしまいます。角膜内皮細胞障害によって角膜は永久的に濁ってきて、より見えなくなります。

非常な高眼圧を手術で下げるときに注意すべき点はほかにもあります。

高眼圧の人の眼圧を手術で急速に下げた場合、網膜の下にある脈絡膜の血管が破れて出血することもあり得ます。このような出血を「駆逐性出血（Expulsive Hemorrhage）」といいます。こうなると通常、脈絡膜に血腫が生じて網膜全体がもち上がり失明してしまいます。ですから、非常な高眼圧の目の手術は、目の閉鎖環境をまもり、徐々に眼圧を下げることで、急激な圧変化による脈絡膜血管破裂を起こさせない注意が必要です。

とくに駆逐性出血を起こすリスクのある人というのは、長い間、緑内障を患っていた人、高齢のやせた人、血管病変がある人、血液の病気がある人で、高血圧の方です。

つまり血管系の病気や、糖尿病、膠原病、免疫疾患など全身疾患の現れとして緑内障となっていることが多いのです。

とはいえ病気の治療とは「わかっていること」から治していくしかないものですから、眼圧だけが原因でないとわかっていても、真っ先に眼圧を下げる治療をします。

駆逐性出血のリスクがある症例は大変難しく、網膜硝子体手術で3万件以上の経験がある眼科外科医が扱うレベルです。万一起きても、超上級者の腕であれば、シリコンオイルを併用して駆逐性出血でも治せます。

私の病院でも、血管系の病気のために血管が非常にもろい状態の、重症の緑内障の患者さんの駆逐性出血を治療したことがあります。この方は、脈絡膜で血管破裂が起きて、網膜下出血で急激な血腫ができ、網膜下の膨隆が起きました。

通常はこれで失明ですが、すぐに硝子体手術を行い、硝子体内へシリコンオイルを注入して、圧をかけて網膜を伸ばしました。その結果、数カ月後には血腫はなくなり、網膜もフラットになり、視力も改善しました。

これは我ながら奇跡的に良い結果が出たと感じるほど難しい手術でした。その後も似たような症例をいくつか経験をして、現在は即座に対応すれば、駆逐性出血でも視力を救えると自負しています。

駆逐性出血が起こってしまった場合、リカバリー手術を成功させるというのはまさに〝奇跡〟に近い難しさがあります。これ以外でも、通常は治療不可能と思われる症例の治療を引き受けるのは、世界のトップを走るフロントランナーに課せられた責務だと思い、私はリスクのある患者さんを積極的に受け入れています。

一般的な「開放隅角緑内障」の手術

いま説明したのは、房水の流れがストップし、治療に緊急を要す「閉塞隅角緑内障」でしたが、**目の中の水の流れ道が開いている場合は「開放隅角緑内障」**で、こちらが一般的な緑内障です。

目の房水は、経路をたどって血管静脈に戻ります。隅角は房水の出口門のようなもの。この門が開いているのに眼圧が上がるとすれば、もっとも多いのは線維柱帯のメッシュワークに何か詰まっていて、水の流れが悪くなり、眼圧が高くなるケースです。

通常は開放隅角緑内障の眼圧は20から30㎜Hgであることが多いです。これを何とか10㎜Hg近くまで下げたい。しかし、点眼薬や内服薬だけ多数使っても、12㎜Hg程度に下げるのが限界で、手術が必要です。そこで、原因に応じて手術を行います。

線維柱帯の目詰まりとは、たとえば虹彩の色素が抜けて、色素が線維柱帯メッシュワークを目詰まりさせて、眼圧を上げている状態で、この場合は「色素性緑内障」ともいいます。虹彩色素が抜けるので、患者さんの目の虹彩はやや緑がかった色をしています。この場合は、薬がほぼ効かないため、早めに手術を予定します。

この、線維柱帯のメッシュワークの目詰まりを解除する手術は「流出路再建術」と言います。緑内障の手術は、この「流出路再建術」と「濾過手術」と大きく分けて2つの手術があります。まずは「流出路再建術」から説明します。

流出路再建術には、その方法がいくつもあります。

一般的によくあるのは、眼内からほんの少しだけ流出路を開く方法。カフークナイフ、トラベクトーム、マイクロフックなど、いろいろな名前のナイフで線維柱帯を一部切ります。これらは60〜90度程度の狭い範囲の線維柱帯を切るだけなので、眼圧下降効果は低いのです。

また、小さな金属ステントの筒2本を線維柱帯に埋め込む方法もあります。

これらは保険適用の手術で、手術そのものも難易度が高いものではありませんが、あまり効果が期待できず、眼圧は下がらないのが現実で、私は近年採り入れていません。

一方、同じ保険適用ですが、全周360度にわたる流出路再建術は非常に効果的な手術です。これは、眼球全周の線維柱帯を開け、シュレム管を開く方法で、「360度トラベクロトミー」と称しています。先に述べた狭い範囲の切開ではなく、全周の切開なので眼圧下降効果も劇的です。

この線維柱帯とシュレム管を360度に渡り切り開いて開放する**「360度眼内トラベクロトミー」**は、私がアメリカ眼科学会でも報告した方法です。

私は既存の器具から手術道具を自作しますが、このほうが市販の似た製品より使い勝手が良いのです。

角膜に2ミリの切開を加えて、目の中に粘弾性物質を入れ、前房をつくります。隅角鏡で確認しながら、先を丸めた針で線維柱帯を一部切り、先端を熱器具で丸めた糸を、切開線からシュレム管の中へと侵入させます。

糸を押し込み眼球を一周させると、丸めた糸の先端が元の場所に戻ってきます。糸の両端を眼内鑷子で持ち、切開創からゆっくり引き出します。

すると、眼球360度全周、線維柱帯とシュレム管の切開が完了します。手術後安定した後は、眼圧がかなり下がります。とくに、隅角部の抵抗が高い目では劇的に効きます。

眼圧下降効果の高い
流出路再建術
360度眼内
トラベクロトミー

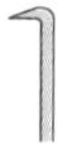
27G 針の先を曲げる。

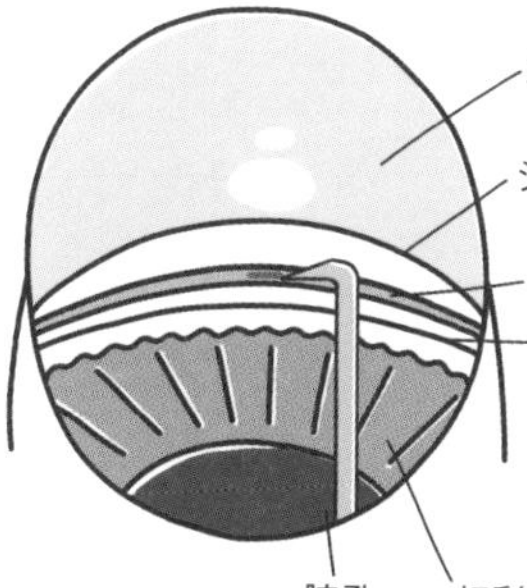

❶ 隅角鏡《ぐうかくきょう》により、隅角の線維柱帯を観察できる。先の鋭い先端を使い、線維柱帯の網目とシュレム管内壁を横に切れ目を入れる。

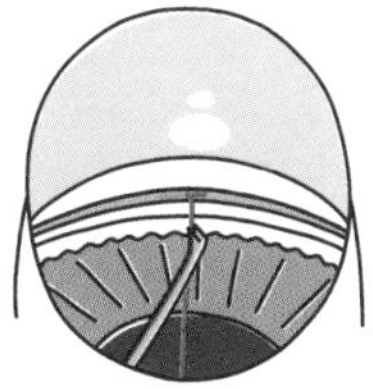

❷ 先を丸めた5—0ナイロン糸をシュレム管内壁の切れ目から導入して、シュレム管内へと進めていく。

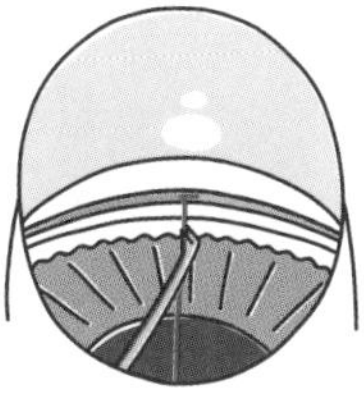

❸ シュレム管内を5—0ナイロン糸がどんどん前へ送り込まれる。

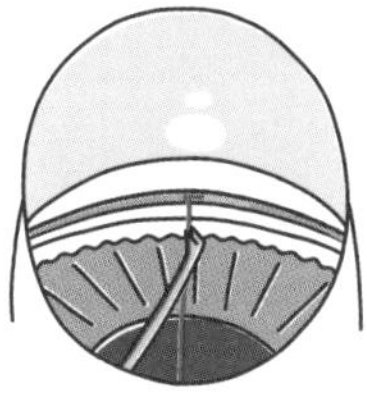

❹ 反対側からナイロン糸の断端が姿を現す。

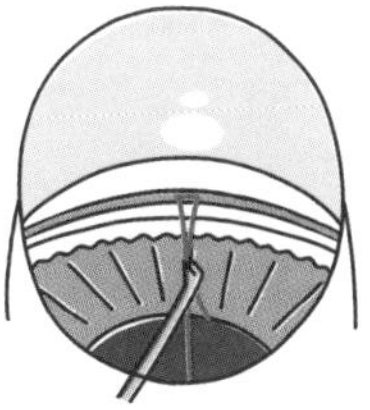

❺ 糸の左右の両端をもって、角膜切開線から外に引き出す。

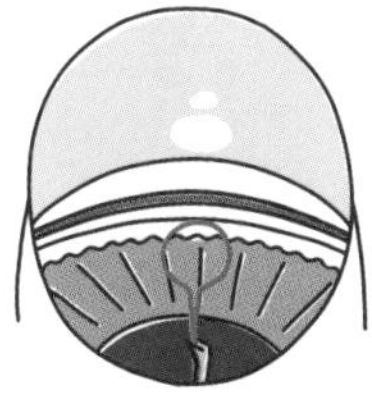

❻ 全周のシュレム管が切開できる。３６０度全周のトラベクロトミーの完成。真の流出路再建術で眼圧下降効果は非常に高い。

ただし、線維柱帯とシュレム管切開による出血や低眼圧での血液逆流で、２週間程度は目の中に血腫が起こり、見えにくいこともありますが、心配の必要はありません。手術後は長期間、眼圧下降の効果が持続します。

トラベクロトミーを効果的に行うには、短い範囲ではほぼ効果がありません。眼球３６０度全周開放するこの方法がベストです。

ところが、眼科によっては「小切開緑内障手術（ＭＩＧＳ）」などと称し、短い範囲だけ切る効果の少ない手術が広く行われている現実があります。手術は容易ですが効果は期待できません。患者さんから見れば、手術の名前だけではよくわかりませんよね、ご注意ください。

別経路で房水を逃がす「濾過手術・トラベクレクトミー」

緑内障手術のもうひとつは「濾過手術」です。代表的な方法は「トラベクレクトミー」と言われるものです。

このトラベクレクトミーとは、線維柱帯の一部を切り取り、切り取った通路から目の中

の房水を目の外に出すという発想です。外といっても清潔な環境で、白目と言われる部分の膜である、結膜の下に流します。

このような方法は実は1900年より始まっていましたが、現代的なトラベクレクトミーが始まったのは、1960年代にイギリスのワトソン医師らによってでした。

その後、どんどん改良が加わって、安全性や確実性が高まってきています。また、私自身も多くの改良を加えました。最新の濾過手術は次のような手順で行います。

最初に結膜の一番奥、結膜円蓋近くを一部切ります。結膜の下の強膜という白い眼球の壁を出し、そこからテノン嚢下麻酔をします。また結膜下には、濾過効果が続くように、瘢痕化を起こす細胞増殖を抑えるための抗がん剤ＭＭＣ（Mitomycin C）を少量入れます。

続いて、強膜と角膜が接する場所（角膜輪部）を根元にした3ミリ×3ミリの小さい強膜フラップと呼ばれる、蓋や弁のようなものをつくります。強膜を半分の厚みで半層薄く切開することで、角膜輪部が蝶番（根元）の、蓋のようなものができます。

この蝶番（根元）近くの強膜フラップの下の中央部を切開して小さな窓をつくり、一部の線維柱帯を含めて切除して、目の前房に続く「窓」をつくります。これが目の水である房水が流れ出る新しい道になります。

さらに、この道を虹彩が塞がないように、虹彩の根元を小さく切除します（周辺虹彩切除術）。蓋をするように強膜フラップを戻して、その両端を2針縫合します。さらに、結膜輪部より離れたテノン膜と結膜の切開部も縫合してとじて終了です。

以前は、結膜切開は角膜輪部で切っていました。深作眼科の白内障手術は多焦点レンズ移植術が非常に多いので、角膜輪部を切った場合、結膜切開創を角膜輪部の場所で縫うと、乱視が起きてしまいます。そこで輪部から離れた結膜円蓋部に近い場所からのアプローチに変えました。すると乱視も起きないし、水が角膜輪部の結膜縫合創から漏れることもなくなりました。多焦点レンズは乱視が視力を落とす大敵ですので、乱視を引きおこさないことは重要です。どんなに慣れた手術でも常に改良を加えているのが私の挑戦でもあるのです。

術後、眼圧はしばらくかなり低くなります。しかし、結膜円蓋部近くの切開であり、結膜切開の下の部分は厚めのテノン膜でカバーされるので、房水は漏れることなく、しばらくして眼圧は安定化します。抗がん剤の使用により瘢痕化を防ぐことができ、トラベクレクトミーの眼圧下降効果は長く、理想的な症例では生涯にわたって効果が期待できます。

濾過手術後は思わぬ感染症に要注意

一方で、トラベクレクトミーのような濾過手術は、目の中から結膜に房水が漏れるために、逆に外から細菌などが目の中に入るリスクもあります。

かつて実際にあった話です。女子中学生の患者さんが困り果てて深作眼科に来院しました。他院で点眼薬だけ出されていたというのですが、眼圧は50㎜Hgと非常に高く、いまにも失明しそうな状態です。緊急手術となって、トラベクレクトミーを行いました。

幸いに眼圧は10㎜Hgほどに下がり、安定して、失明をまぬがれました。

経過を見ていたところ、彼女は高校2年生になり「修学旅行で中国の北京に行くのだが、参加してよいか」と相談がありました。

私は北京の大学病院で学術講演したことがあり、北京の大気汚染の深刻さを知っていたので、感染症を恐れ、やめるよう諭したのです。ところが本人から、どうしても行きたいと懇願されました。やむを得ず、帰国後にすぐ診察に来ることを条件に許しました。

すると案の定、北京滞在で視力が悪くなったと、帰国後に来院しました。目は危惧していた大気汚染により感染症を起こしていて、目の中に膿が溜まって見えなくなっていました。このために、緊急で、硝子体手術を施行しました。膿と眼球内の炎症物質を取り除き、抗生物質を投与して目を救えました。この後、1・0の視力に戻り、ホッとしたものです。

これは極端な例ですが、**濾過手術をしたら不潔な環境に近づかない、目を洗ったりしないということが本当に大切です。**現在彼女は30代になり、目の状態も良く、眼圧も安定していて、視力も保ち、すこやかでいます。

繰り返しになりますが、患者さんの目の状況によって、眼科外科医の手術でのさじ加減が必要で、術後経過の治療も重要です。緑内障についてより詳しい情報は拙著『緑内障の真実』（光文社新書）も併せてお読みください。

新たな水の通り道をつくる

トラベクレクトミー

（濾過手術）

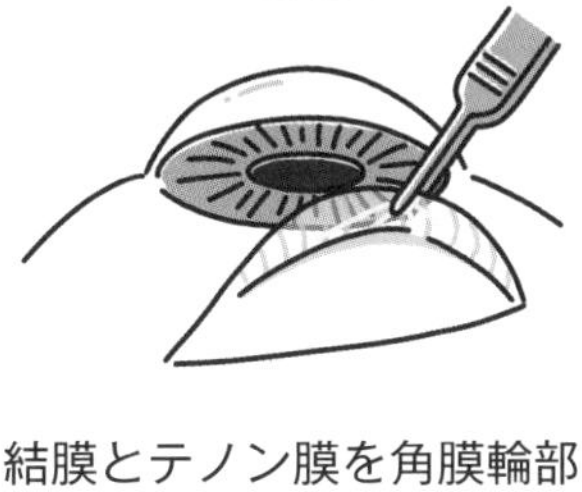

❶ 結膜とテノン膜を角膜輪部より離して水平に切る

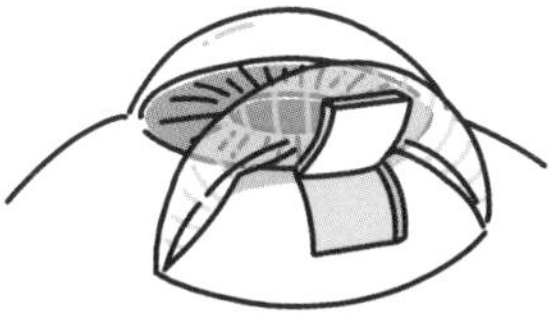

❷ 3ミリ四方の強膜フラップ（弁や蓋のようなもの）をつくり、瘢痕防止のために抗がん剤のMMCを短時間塗布する

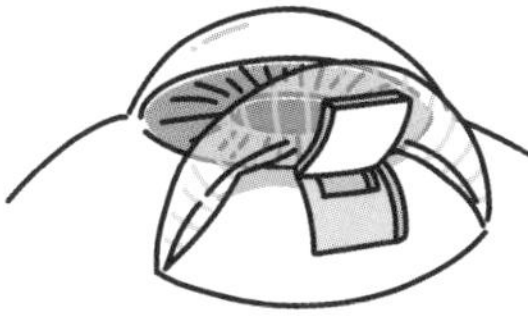

❸ 強膜とともに線維柱帯まで切除して小さな窓をつくる

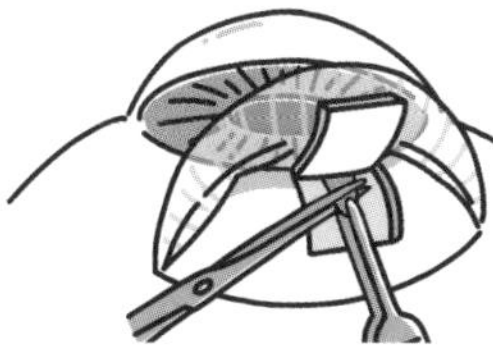

❹ 窓から細いピンセットで虹彩の一部を引き出し、周辺虹彩切除を行う。虹彩根部が線維柱帯切除部分の窓にはみ出て塞ぎ、濾過が阻害されるのを防ぐことが目的

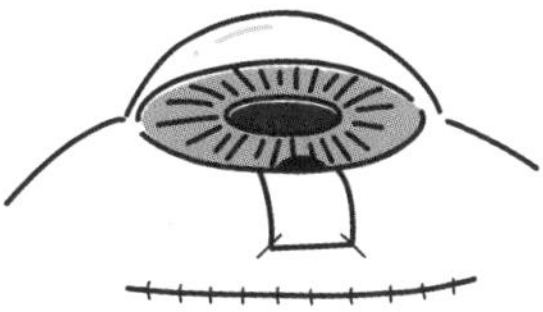

❺ 強膜フラップをゆるく縫う（10-0ナイロン2針）。水が少し出てくる。結膜とテノン膜を縫合して閉じる。

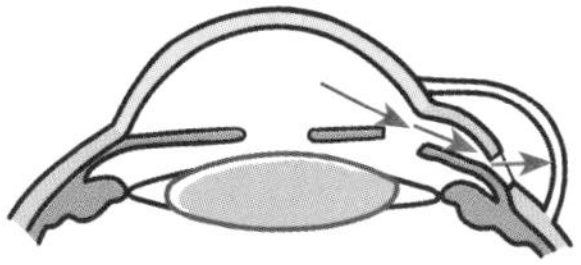

❻ 濾過胞（房水がたまる場所）がたまる

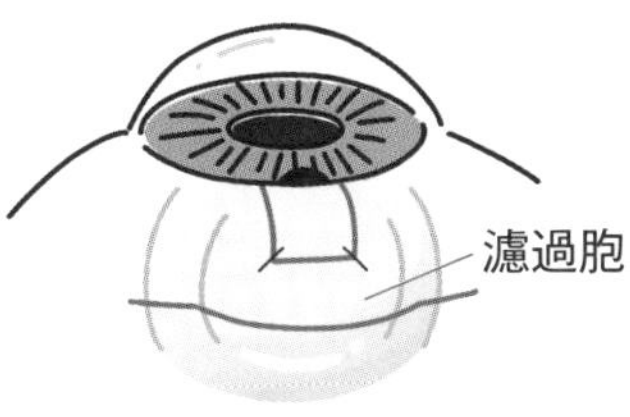

❼ 大きな濾過胞ができている。眼圧が十分に下がる（目標眼圧は10㎜Hg）

網膜剥離、最先端の治療法

急に見えなくなっても慌てないで！

目に何かが当たったり、転んだ拍子に目をぶつけたり、思う以上に身近な出来事で起こるのが網膜剥離です。こうしたアクシデントでの網膜剥離は子どもや若い人に多いですが、アクティブシニアも増え、事故も増えていますから、若い人に限りませんね。

網膜剥離は、スポーツ時やアトピーで目をこするなど目への外傷で起こるほか、糖尿病性網膜症の出血や炎症で起こるのが代表的です。先述したとおり目はむき出しの臓器で、外傷に弱く、また、炎症が原因で膜が張り、引っ張られることでも剥離するわけです。

そして放置すると細胞が死んで失明します。つまり、とても深刻な目の病気です。

とはいえ**網膜剥離が起こって１カ月以内なら、近代的な硝子体手術で治せます。**

見えにくくなったと、慌てて近くの病院でバックリング法や旧式の硝子体手術を受けると、かえって状況を悪くすることがあります。

バックリング法とは、シリコンバンドで眼の中央赤道部をしめつけるものですが、このバックリング法は、網膜についている硝子体線維が残っているため、手術後に激しい運動をすると硝子体線維が動き、網膜の再剥離が起きます。

さらにバックリング用のシリコンバンド移植のために結膜を全周切るので、後に緑内障になっても緑内障濾過手術ができなくなります。

大学病院などの研修病院でバックリング手術をした目よりも、何もせずに放置していた目のほうが、たとえ時間が経過していても、上級者による近代的な硝子体手術で治せることが多いのです。ぜひ慌てずに十分調べ、網膜剥離手術の経験豊富な眼科外科医を見つけて受診しましょう。

網膜の構造はこうなっている

網膜は10層の構造になっています。一番奥の層は網膜色素上皮層といい、その上の9層は神経網膜と呼びます。

この網膜色素上皮層では外から来た光が反射します。そして、すぐ上の網膜視細胞がその光に反応して電気信号を出す光受容部です。細胞層の表面側が電気信号を伝えていく伝達系の細胞層で、視神経へとつながって脳内の外側膝状体に伝わり、さらに後脳へと電気信号を伝えて、前脳が解釈することで、ものが見えるのです。

網膜が正常かは、片目ずつで見てチェックできます。

両目で見ているだけだと、片目に起こる異変に気づかないのです。

片目の網膜に穴が開けば、穴からは色素細胞が出てきて、多くの濁りが飛ぶ「飛蚊症」がひどくなります。

さらに網膜剥離になれば、網膜剥離した側と反対の視野が、黒いカーテンが引かれるように見えない場所ができます。水晶体は両凸レンズであり、網膜に映る像は左右上下が反転しているためです。

網膜色素上皮層と神経網膜の癒着は弱く、はがれやすいのです。網膜剥離とは、この網膜色素上皮層と神経網膜の間がはがれた状態と理解してください。

はがれたときにできる穴から神経網膜の下に目の中の水が入り込むことで、裂孔原性網膜剥離が起きます。

網膜剥離はこんな現象

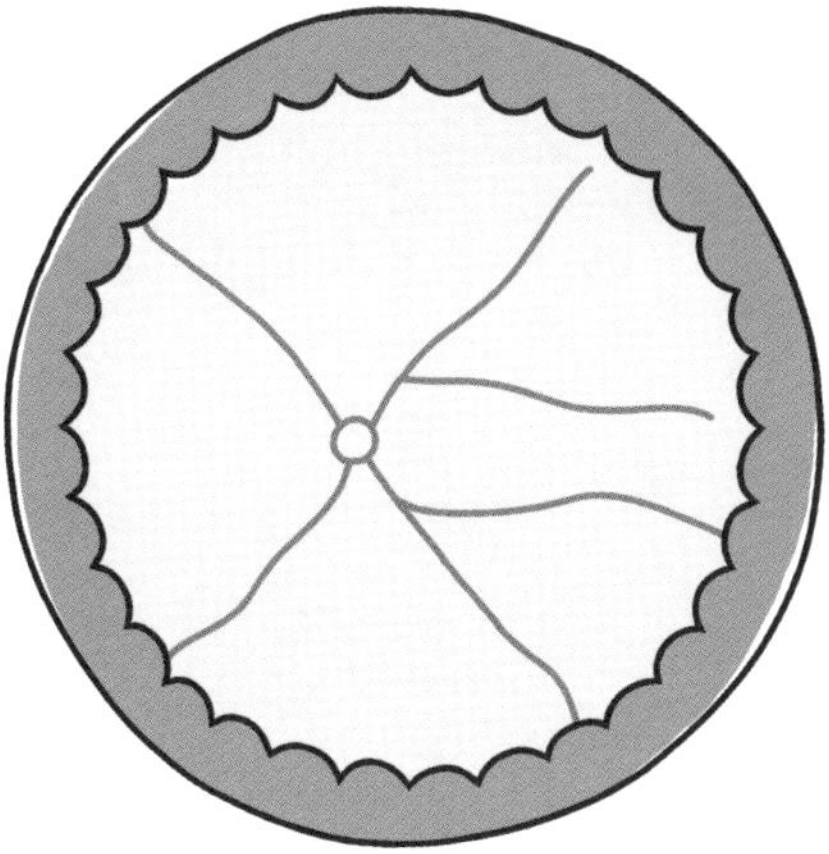

網膜の端の最周辺部は、
鋸《のこぎり》のような形をしている
ため「鋸状縁《きょじょうえん》」という

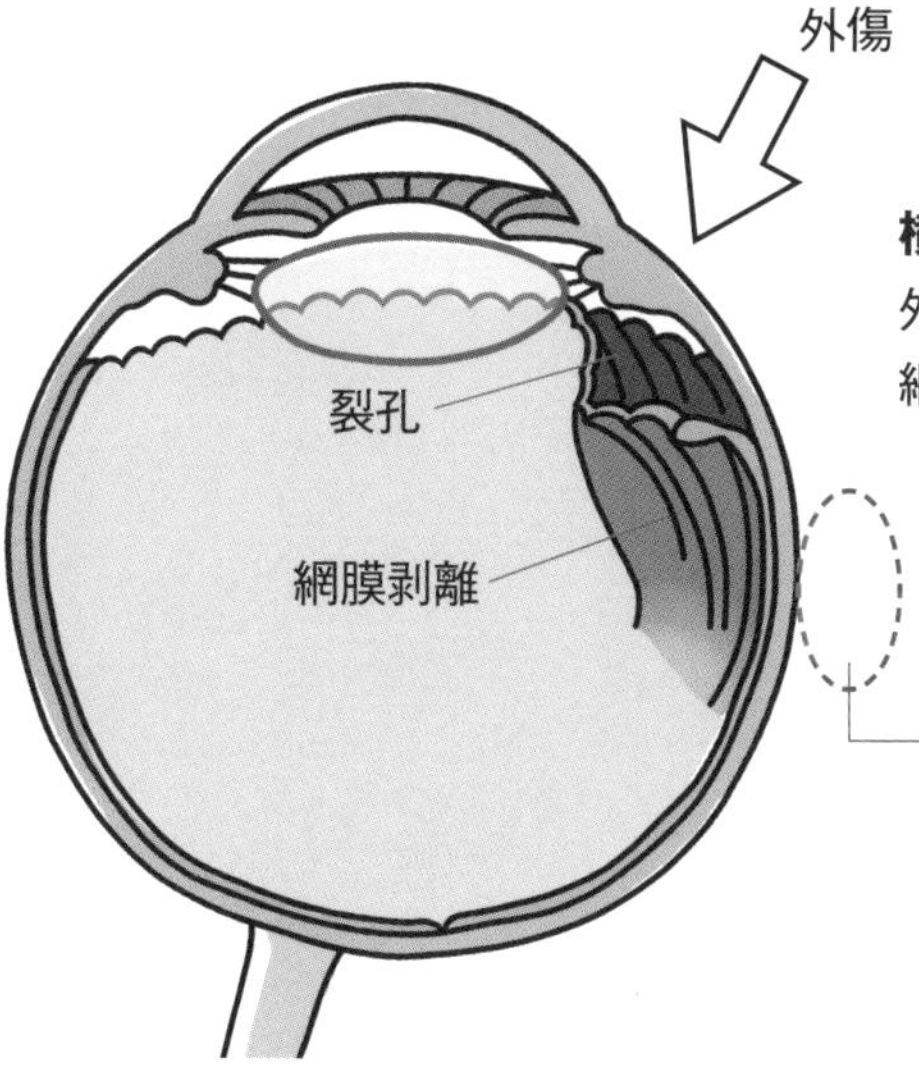

横から見た図
外傷を受けると、この端の
網膜鋸状縁が破けやすい！

バックリング法では、シリコンバンドは目の中央赤道部を締めつけるもの。最周辺部の鋸状縁《きょじょうえん》に起きやすい裂孔を押さえることができない。

外傷による網膜剥離は網膜の最周辺部の端で、のこぎりの形の鋸状縁が破けることが多いのです。ここに外傷の力がかかるのと、薄くて破けやすい場所だからです。

しかし、多くの日本の病院での手術は未だにシリコンバンドを巻くバックリング手術を行っていて、このバックリング法では、シリコンで眼球の中央の赤道部分を締めつけるので、網膜の端である鋸状縁の裂孔を押さえることはできません。いまや、バックリング法は先進国ではほぼ行われなくなっている方法です。

外傷による網膜剥離は、私も参加した医療チームがドイツで完成した近代的な小切開硝子体手術で完全に治せます。

網膜剥離を治す近代的硝子体手術

この手術法はシンプルな理論に基づいています。**原因である網膜を引っ張る硝子体線維をほぼ完全に取り去って、網膜が引っ張られないようにするというものです。**

さらに、網膜剥離時に網膜下に液状成分があります。近代的硝子体手術では眼球内だけの手術操作にて、網膜剥離を起こしている網膜裂孔を通して網膜の下にある液状成分を吸引機で吸い出します。余計な傷を眼球の壁につくらないばかりか、網膜下の液状成分を手術顕微鏡で直接見ながら抜けます。手術の成功率は飛躍的に高くなり、社会復帰も早くなり、手術後の視力も良好です。ちなみに深作眼科で最初から網膜剥離手術を施行した場合は、全例で治癒しています。

網膜剥離下の液を吸引する際は、眼球内に挿入した空気の力で網膜を押し、網膜裂孔に当てた細い管から網膜下の液を除去します。はがれた神経網膜は空気の力で網膜色素上皮層にくっつきます。こうして手術中に網膜はもとの位置に戻ります。

網膜を押さえる空気が抜けてしまうと、また裂孔から液状成分が網膜下に入ってしまいます。復位した状態を保つには、裂孔が口を開けないよう周囲にレーザーを打ち、熱で凝固させます。大きくはがれている網膜も、黄斑部以外ではレーザーを打って再びはがれないようにします。

網膜剥離が治ると、あまり強いエネルギーでなければ、レーザー痕（熱凝固斑）は時間の経過とともに網膜が再生することで消えることが多いのです。

なお、空気は液体より軽いので、上にもち上がります。術後、ガスを入れる場合もあり、同じ理屈です。つまり、網膜を押さえるためには目を下に向けないと、浮上する空気やガスで押さえられないのです。そこで網膜剥離の手術後は、患者さんにベッド上でうつぶせの体位を取ってもらいます。

網膜剥離の手術後に必ずやるべきこと

網膜剥離の手術直後、網膜復位を安定させるために、空気やガスを入れて昼夜ずっと気体が消えるまで、うつぶせ体位を取ることは、予後を左右する大切なプロセスであることを覚えておいてください。術後の過ごし方について、説明をよく聞き、予後を良くするための病院スタッフの指示に従いましょう。

もしも、身体的か精神的にうつぶせができない人であれば。シリコンオイルを入れることもあります。シリコンは吸収されないので、シリコンオイルの塊のボリュームで網膜を押さえられるからです。重症の増殖性糖尿病性網膜症での網膜剥離や、半年以上放置していた網膜剥離で増殖膜が張っている目などでは、シリコンオイルで押さえる方法を使うことも多いのです。しかし、シリコンオイルは吸収されないので、治癒した数カ月後に抜く手術が必要になります。単純な網膜剥離では空気やガスでしっかりうつぶせを行う方法がよいでしょう。

剥離後1カ月以内の場合は、私なら30分ほどの手術時間で完全に治しますし、よい視力が出ます。しかし、他院ですでに手術施行などをしていた場合は、手術に時間がかかり、視力結果も出にくい。ぜひ最初から完全な良い手術を受けることをお勧めします。

早期発見が大切！　網膜剥離に早く気づいて

男性に多いのですが、網膜剥離になっているのに気づかないで半年以上、放置している人が結構います。女性はお化粧などの際に、片目をつぶって見るため、目の変化に気づく場合が多いのです。

男性は普段両眼で見ているので、片目が網膜剥離になっていても気づかない。1年以上放置していたと思われる網膜剥離で、強い増殖膜変化があることも少なくありません。

聞くと、「何か変だ」と感じてはいたものの、両目で見ていると気づかなかったと言います。このような長期にわたり網膜剥離になっていたケースの網膜は全体に増殖膜が張っています。とくに網膜下増殖膜があると網膜が浮き上がってしまい、単純な網膜復位術では網膜はつきません。ですから網膜に小さな穴をあけて、網膜下の増殖膜を外に引っ張り出さなければなりません。とても難しい手術です。

しかしそのような難しい手術も深作眼科では日常茶飯事。どこを探してもこれほど難しい症例が世界中から集まる施設はないし、これを治せる最高峰の施設と自負しています。

たとえ多くの病院で手の施しようがないと言われても、あきらめないでください。少しでも早ければ治るかもしれないのです。ただ、できるならば、他で手を付けないで、しかもできるだけ早く来てください。私は、手術に当たっては、悪いところをロジカルに治すことだけを考えます。患者さんにとって利益になる可能性があることは、できる限り行い、あきらめない。患者さんの生きがいを高める「生きがい外科」でありたいのです。

とはいえ、できるだけ早く気づいて、難しい状態になる前に来ていただきたい。それが何より患者さん自身のためなのです。１０８ページの「両眼視野チェック」を習慣にし、早期発見を心がけてください。

網膜色素変性症、最先端の治療法

「治療法はない」は間違い！　早期発見・早期治療を

網膜にある視細胞（錐体細胞と桿体細胞）に異常が起こる病気が網膜色素変性症。日本の失明原因第3位の病気です。画家のドガの画風を変えてしまったのもこの病気でした。

暗い場所でものが見えづらくなり、暗さに目が慣れるのに時間がかかるようになるのに始まり、視野の中間にドーナツ状の視野欠損が起き、徐々に見えない部分が広がっていきます。

重要な問題は、日本では「治療法がない」とされていて、患者さんは治療対象にさえならずに失明しているということです。

これは医療人としてあってはならない。仮に不十分な治療法であるとしても、医療に携わる者は「治療法がない」などと、患者の希望を失わせることを言ってはいけないのです。

実際、網膜色素変性症には多くの治療法があります。もっと日本の眼科医は世界に目を向け、勉強するべきです。海外では人工網膜手術や遺伝子治療なども実用化されています。早期から中期にかけての網膜色素変性症（Retinitis Pigmentosa: RP）は治療ができます。現に多くの患者さんが日本中から深作眼科で治療を受けています。私の約25万件の眼科手術経験の中で、網膜色素変性症の方の白内障手術や網膜硝子体手術は数千症例ですが、視力を守り改善できています。

遮光メガネは必須、「漢方薬」を試してみよう

英語のRetinitisとは「網膜炎」という意味で、Pigmentosaは「色素性の」という意味なので、正しく訳すなら「色素性網膜炎」となり、日本で呼ばれている病名は誤訳のままです。

緑内障を合併しやすく、緑内障と症状が重なるため、重症の緑内障と誤診されることがあるので、網膜色素変性症の治療実績のある眼科を受診するのが良いでしょう。

まず、症状を進行させる原因、光の害からまもる「遮光メガネ治療」が必須です。また、西洋医学では治療が難しくても漢方薬で効果的なものがあります。漢方での柴胡剤と駆瘀

血剤を投与します。柴胡剤は炎症を抑え、駆瘀血剤は血流の滞りを改善します。

網膜色素変性症は網膜炎があり硝子体混濁だけでなく血管炎が起きて血流が悪くなっていて、細胞障害を進めるのです。漢方での治療は数十年の歴史があり、初期ではかなり効果的で、治る方もいます。中期以降では進行を遅くする効果があります。具体的処方薬は小柴胡湯と桂枝茯苓丸を併用内服します。

ちなみに私は東洋医学の専門家でもあり、漢方専門医の資格もあります。治療のためには何に対しても偏見をもたず、患者さんのためによりよい治療法を取り入れることが重要だと思っています。

血流改善サプリが網膜色素変性症に効果あり

また、網膜炎が原因で、目の中の線維である硝子体線維が濁りますが、これは手術で治せます。さらに重要なのは、網膜炎は血管炎も起こして、血流が悪くなることが多いということです。目の中の網膜を診察するとよくわかりますが、血管が細くなっていて、血流が途絶え、放置すると視細胞が死んでいきます。

これを防ぐには、血流を改善するサプリメントをとるのが有効です。**ナイアシン（ビタミンB₃）や、尿素サイクルの産物であるL－アルギニンやL－シトルリンをとると、一酸化窒素が発生し、血管が柔らかくなり、血流が増加して、目の状況も改善可能です。**


さらに、炎症により網膜黄斑部に増殖膜である黄斑上膜という膜が張ってきます。これは手術でしか治せませんが、黄斑部の硝子体手術で治せます。

しかし、全般的に目の細胞の老化現象は早く現れるので、若くして白内障が起きます。この白内障手術は若い患者さんが多いこともあり、多焦点レンズでも最新型の、削り出しのレースカット法でつくった拡張型焦点の発展型レンズをお勧めしています。すべての距離が裸眼で見える状態が得られます。

こうした手術を行えば視力は向上しますが、**注意が必要なのは、手術時間は短くなくてはダメだということです。手術時間が長いと、手術顕微鏡の強い光により網膜視細胞への光障害が起きてしまうからです。**

白内障や網膜黄斑上膜手術をそれぞれ少なくとも数万件以上施行した経験と、手術時間ができるだけ短い、腕のある眼科外科医の手術を受けることが重要です。

また眼内レンズは、最新のタイプを選びます。網膜障害性の強い光である紫外線カットはもちろんですが、短波長の可視光線を吸収して網膜をまもるレンズでなくてはいけません。これはすべての白内障手術に必要ですが、とくに網膜光障害に弱い網膜色素変性症では必須です。

網膜色素変性症患者はとても視野が狭いので、手術後に視野の上下で見る遠近両用のメガネなどをかけても、視野が欠けているのでよく見えません。しかし、多焦点レンズは視野が狭くても、よく見えるのです。この際も、同軸上ですべての距離に焦点の合う最新型の多焦点眼内レンズ移植で、裸眼でよく見えるようになります。患者さんはけっして夢を失わないで、時機を逸する前に適切な治療を開始しましょう。視力が向上したり、進行を抑えることが可能です。早期発見早期治療が重要です。

網膜色素変性症は徐々に進行しますが、末期になってしまうと残りの視細胞がほとんどなくなるために、治療による視力向上が期待できません。**初期治療の効果が高いので、早**

ければ早いほどよく、家族に同じ疾患がある方は、無症状でも年に1回は検査をし、発病したらすぐに治療を始めてください。

このスピード感が重要です。通常は10代からの発症がもっとも多くなります。ご家族も気をつけてあげましょう。

またつい最近の情報ですが、常染色体劣性遺伝子のRPE65への遺伝子治療が、欧米に続いて、日本でも「ルクスターナ」の名前で認可になりました。これは、変異遺伝子がある網膜細胞に、健康な形態の遺伝子をウイルスとして補充する治療です。網膜下にウイルスのベクターゲノムを注射します。

しかし、米国FDA（食品医薬品局）で認可され、治療した結果は、すでに障害された視細胞に蓄積した障害は変わらなかったのです。錐体細胞の障害進行はやや抑えられましたが、つまり、効果は非常に限定的だったということです。

かつ問題は、片目当たりの薬価が4900万円（両目で約1億円）と非常に高価なことです。こんな高価な薬を使い、効果が限定される予防法を試みるよりも、私が提唱する既存の治療法のほうが患者さんの目をまもれるし、視力も向上します。

「加齢」だけじゃない！　加齢黄斑変性

〝見る〟中心が光の害で障害されてしまう病気

「黄斑」とは、見るはたらきの中心になる「網膜の中心部（中心窩《ちゅうしんか》）」を含む、文字通り黄色い部分です。加齢黄斑変性とは、この黄斑部に障害が起こる病気です。

直径わずか6ミリ程度ですが、ここが視力の要と言ってもいい大事な組織。ですから、みなさんには正しい理解をしていただきたいと思います。

この病気は、アメリカなどでは失明原因の第1位です。

アメリカの患者数は1400万人というデータが出ていますが、日本の場合はこの病気を正しく診断できる眼科医が少ないこともあって、信頼できる統計がまだありません。

先にも解説したとおり、日本の失明原因順位は身体障害者手帳の発行数から推定された数字から出されていて、厳密な患者数とは言えないのです。

現在、日本人とアメリカ人の生活習慣に大きな差はないと考え、アメリカの有病率から人口比で推計すると、日本にも500万人の患者さんがいることになります。とはいえ治療している数は圧倒的に少ないでしょう。私は、これから患者数は爆発的に増え、低年齢化が進むと危惧しています。

早期に見つけることができれば、治療できる病気ですから、知識の普及が急がれます。そして加齢黄斑変性に限らず、老化やいくつかの病気は「生活習慣」を見直さなければ低年齢化の一途をたどると思います。

病気の原因となる生活習慣の中には、現代生活で欠くことができなくなったもの、避けようがないことも含まれます。

先述のとおり、ブルーライトを発する機器類の使用などです（84ページ）。

世界の眼科医学先進国と日本で診断基準・治療に差

これまでの本文でも、今後、患者数の爆発的増加が懸念されると述べた加齢黄斑変性。国際診断基準があるのに、日本は独自の診断基準をつくって迷走していること、正しい診断ができる眼科医が少ないことも先に紹介しました。

日本の診断基準は、新生血管があるウエット型（滲出型とも言います）と、すでに干あがって変性したドライ型（萎縮型）を加齢黄斑変性としています。日本だけの診断基準により、日本では新生血管を診断基準としているので、加齢黄斑変性となればまず新生血管で見つけるということで、ウエット型となります。つまり国際基準で診断できる眼科医が見れば他の国と日本はまったく同じです。世界ではこのウエット型はわずか数パーセントとされています。

もちろん、外国人も日本人も目の構造はほとんど同じです。世界的には加齢黄斑変性の初期の診断基準は「ドルーゼン」という老廃物の網膜での沈着を問題視します。

ところが日本ではドルーゼンがあっても、加齢黄斑変性の前段階とされ、加齢黄斑変性とは診断しません。つまり、初期の加齢黄斑変性が見落とされてしまうのです。

加齢黄斑変性は、「加齢」がついているものの、光の電磁波が大きな原因ですので、早期発見・早期治療で、網膜を光障害からまもることが重要です。初期段階を見落とす被害は大きい。この病気は放置していると失明に至ります。

繰り返しますが、現状考えられているより、かなり多くの加齢黄斑変性の日本人患者がいるはずです。

世界で標準的になっている治療法

加齢黄斑変性の血管新生や網膜浮腫があるときは、原因は体内のＶＥＧＦ（Vascular Endothelial Growth Factor、血管内皮細胞増殖因子、血管新生を促すタンパク質）が引き起こしています。

治療法としては阻害剤「抗ＶＥＧＦ抗体」の注射を眼内硝子体中へ打ちます。

この注射はとくに初期の症状に効果的。具体的にはアバスチンやアイリーアやバビースモという薬の硝子体注射です。

さらに、目の中に炎症が起きて、中期まで進行すると、多くは黄斑上膜を引き起こし、視力が落ち、歪んで見えてきます。黄斑上膜は、原因が何であれ炎症が起きると発現する網膜上の増殖膜です。この膜が時間とともに厚く張り収縮してくると、神経網膜に皺《しわ》がより、物が歪んで見えるようになります。もっと進むと黄斑円孔という穴が開くこともあります。

黄斑上膜除去に薬は効果がなく、硝子体手術下で、小さなピンセットで黄斑上膜を摘まんで剥離除去手術します。

また、黄斑上膜には、同時に網膜黄斑部の網膜浮腫も起きることが多いです。抗ＶＥＧＦ抗体の硝子体内注射だけで効果がない場合は、黄斑上膜を除去する硝子体黄斑手術が有効です。さらには、黄斑網膜の外側、硬い膜である内境界膜の剥離除去も、見え方の歪みや網膜浮腫の改善に効果的です。

とかく、加齢黄斑変性には、抗ＶＥＧＦ抗体の硝子体注射だけしかないと思われがちですが、これは間違いです。黄斑上膜や浮腫がある場合には、適した手術が必要です。視力を維持、向上させるためには、いたずらに放置しないことが大切。手術の時機を逸すると視力は出なくなってしまいます。

先進国での失明原因第1位の加齢黄斑変性について、日本でも、もっと多くの人々に関心を寄せていただきたいと願います。

独自の基準をつくるなど、世界から見たら不思議なことが行われているということは、日本の眼科医の多くがこの病気の本質を理解していないということ。つまり、正しく診断もされずに、視力が落ちていきかねないので、みなさん自身が正しい情報を集めることが重要です。

糖尿病性網膜症、最先端の治療法

早めの手術で治せる！　糖質制限食も取り入れて

日本の失明原因の第2位が糖尿病性網膜症です。

最近の統計では症状の軽い人も入れると、日本人総人口1億2000万人の6分の1にあたる2000万人が糖尿病だそうです。飽食の近年、糖尿病患者数はとくに増加してきています。ですから現代病とも、国民病とも言えます。

糖尿病は遺伝素因が関係しますが、遺伝に加えて、過大な糖質摂取による「糖化」が糖尿病発現の原因です。

簡単に言えば、ご飯やパン、麺の食べすぎですね。また、トウモロコシからつくった甘味料である「異性化糖」「ブドウ糖果糖液糖」なども多くの甘い飲み物や食べ物に含まれています。人工的につくった果糖ですので、砂糖よりはるかに血糖値を上げやすく糖尿病が悪化します。子ども時代にこの異性化糖という甘味料に慣れてしまうと、依存性ができて、悪い食習慣から抜けられなくなり、早くから糖尿病になります。

こうした過剰な糖質摂取により、タンパク質は劣化し、終末糖化産物（ＡＧＥｓ）となります。終末糖化産物（ＡＧＥｓ）が多くの老化現象や病気の原因であることは先にも述べました（68ページ）。

糖尿病の診断基準のヘモグロビンＡ１Ｃは赤血球タンパク質のヘモグロビンが糖化した姿で、終末糖化産物（ＡＧＥｓ）に変わる前の姿です。

この終末糖化産物（ＡＧＥｓ）が目の水晶体に溜まって白濁を起こす原因となり、「白内障」を引き起こす原因になります。皮膚に蓄積すれば、シミやたるみになりますし、血管であれば動脈硬化、脳梗塞、心筋梗塞などにもなります。また、これが脳に溜まればアルツハイマー病ともなるのです。

高額な、しかもあまり効かない、アルツハイマー病の薬レカネマブを飲むよりは、この終末糖化産物（ＡＧＥｓ）を防ぐほうがよりアルツハイマー病予防効果があるのです。

糖尿病の人は高血糖が続いているので「糖化」は常に行われていて、終末糖化産物（AGEs）が大量に蓄積されます。

糖尿病の患者さんは、糖化で白内障になりやすいだけでなく、「血管系の閉塞や出血」が起きやすくなります。それが「糖尿病性網膜症」の姿です。

糖尿病の名前の由来であるものの、「尿に糖が出る現象」は大した問題ではありません。「糖尿病とは血管病」です。高血糖状態からインシュリン薬投与で、血糖値が急に下がるような、血糖値の急激な上下によって、血管が詰まったり、血管が破れて出血したりします。

目の中で出血すると炎症反応が起き、増殖膜が張ってきます。増殖膜は収縮することで網膜を破き、網膜剥離を起こして、失明につながるのです。

増殖膜による網膜剥離が起きた場合、長い間放置していると、新生血管や網膜下の増殖膜などが起きてくるので、硝子体手術で網膜剥離を治すことが困難になります。さらには、血管新生緑内障など重症緑内障の合併症を併発することも多いのです。血管新生緑内障とは、糖尿病により新生血管が、目の水（房水）の流れる隅角・線維柱帯部分に伸びて、そこに膜が張り眼圧が上昇する、重症の難治性緑内障です。

私は数万件の網膜剥離の手術をしていますが、この強い増殖膜や新生血管が起きた網膜剥離は、とくに難治症例です。

しかし、糖尿病関係の目の疾患は早く見つければ治せます。目の疾患の治療の原則である、早期発見・早期治療が重要なのです。


もっとも重要な治療は、糖質をとりすぎない食事です。糖質の多い主食を食べないようにする「糖質制限食」が、糖尿病予防や糖尿病患者さんの効果的な治療になります。ブドウ糖の10倍以上の速さで「糖化」を進める果糖の摂取もNG。食べるものは栄養成分表示をチェックして選び、とくに人工的につくった果糖である「異性化糖」「果糖液糖」「果糖ブドウ糖液糖」と表示にあれば摂取をやめましょう。

さらに、高温での焦げ目のついた調理は終末糖化産物（ＡＧＥｓ）を増やします。蒸したり煮たりの調理法を主として、加熱でも低温調理器具を使うと良いでしょう。

「眼底検査」で見つかることも多い糖尿病

目の異常を訴えて病院に来た患者さんの眼底検査をして、糖尿病性網膜症を発見することがよくあります。つまり、自覚していなかった糖尿病が見つかるのです。

人の体で直接、血管を観察できるのは、眼底の網膜だけなのです。ほかのどの診療科でも血管を直接は診察することはありませんが、私たち眼科外科医は日々、患者さんの目の中をのぞき、血管を見ています。眼科の最高峰のツアイス手術顕微鏡で見ると、20倍にも拡大した鮮明な像で血管を見ることができます。

血管を直接見ると、血管壁が硬くなっているとか、もろくなっているなどもよくわかります。赤血球もよく見え、血流の異常があれば、それも直接流れを見ることでわかります。目の中の血管を見ていると、その患者さんの全身の血管の様子もかなり推察できるということです。

糖尿病は薬ではなく「食べ物」による治療を

糖尿病は自覚症状が乏しく、自覚があったとしても生活にまぎれてしまうことが多い病気です。

「のどが乾く」「だるい」「トイレの回数が多い」など、代表的な自覚症状を季節や年齢のせいだと思う人も多いためです。

そこで、重症の糖尿病が眼科で見つかることはまれではありません。以前はそのような患者さんには目の治療をしながら、内科も受診するよう勧めていましたが、それも問題が多数生じ、その後は行っていません。

というのも、内科の医師は糖尿病の診断をすると、「血糖値」だけを見て、血糖値を下げる治療を熱心にします。**しかし、血管が詰まったり、裂けたりするのは、血糖値が上昇するときだけではなくて、薬物治療によって急激に下がるときも同じなのです。そのため内科治療が始まると、早い時期に目の症状が悪化してしまう患者さんが多くいました。**

眼科外科医の私は血管から目の病気と糖尿病を見ていて、目や、全身の血管などの組織を守ろうと考えます。

内科の医師は血糖値のデータを見ているばかりで、血管は診察していません。「血糖値はできるだけ上下動を少なくして、ゆっくり改善して」と頼んでも聞いてはもらえず、網膜症の悪化が多く起こったのでした。

それは目だけの問題ではありません。目の血管が破けたり、裂けたりするということは、ほかの、たとえば腎臓の血管にも同じことが起きている可能性があるわけです。

腎臓の糸球体は、網膜の細い血管によく似ています。破けて、腎不全を起こしてしまったら、生涯透析です。

残念ながら、日本の内科の糖尿病治療では透析患者が年々増え続けています。つまり、合併症が増えるということは、糖尿病の内科治療がうまくいっていないのです。現在の内科の食事指導で、総カロリーの４割も炭水化物をとらせて、高くなった血糖値は薬で下げるという治療法では、糖尿病性網膜症も腎症も悪化する患者が増えるだけなのです。

透析となれば、患者さんの生活は一変してしまうし、目だけでなく全身のさまざまな代謝異常につながり、寿命が縮んでしまう危険もある。私は糖質を控え、血糖値の変動を少なくする療法で、目や全身の組織をまもりながら糖尿病の悪化を防ぐ方法として**「糖質制**

限食」を勧めています。

最初は難しいので、主食であるご飯や麺やパンをすべて食べるのをやめてもらいます。

血糖コントロールを強化するなら、糖質制限食にプラスして、血糖値が高いときだけ血糖吸収を抑えるGLP－1の皮下注射や、薬でもインシュリン作用性ではないメトホルミン内服薬がいいと思います。

深作眼科には多くの重症糖尿病患者が来られるので、私は糖尿病の正しい内科的な治療についても、時間をかけて説明しています。

糖質制限食で血糖の変動が少なくなり、血糖値が安定すれば、血糖値を急激に下げる薬から卒業できます。同時に負担の少ない手術で網膜症の治療を行い、視力回復をめざすのです。これが、深作眼科での糖尿病性網膜症の基本の治療スタイルで、多くの糖尿病患者さんを救ってきました。

そして2013年からはアメリカの眼科学会でも、この「糖質制限の食事法」を推奨してきました。日本でも、血糖値の上下の問題を「血糖値スパイク」と呼び、そのメカニズムを重要視する糖尿病治療専門医が出てきています。

ただし、いまだに糖尿病の標準的な治療の主体は薬物治療で、糖質制限食など、生活習慣の改善ではありません。

糖尿病は生活習慣病の1つなのに、なぜ、そもそもの原因である生活習慣を正す治療や啓蒙が主体でなく、生活習慣の乱れの結果として起きている血糖値のコントロール不良だけを治療対象とするのか。合理的ではないし、ある意味本末転倒なのです。

誰のため、何のための医療なのか。病気を悪化させて薬を出してさらに悪化させることと、食生活を変えることで投薬治療も必要なくなる、このどちらが良いのか、ということです。

さらには、病気の判断基準としている血糖値などの基準値や、診療ガイドラインといったものは科学的に信頼できるものなのか。日本の医療では不明瞭なことがいろいろあります。

ほかにも、高コレステロール治療というスタチン製剤の乱用も止めましょう。

コレステロールを不必要に下げることで、血管系障害や腎障害、肝障害、ホルモンの不安定化や横紋筋融解症など、健康被害が出ることもあります。これも食事や運動による生活習慣の改善でコントロールするのが望ましいのです。

身近な目の病気はこう対処しよう

日本の失明原因の5位「網膜脈絡膜萎縮」

先に、近視について述べた部分で、**成人になってからも近視が進む強度近視は「病気」と考えなければいけない**と説明しました。

強度近視になると、いくつもの病気の危険性が高まります。目が長く伸びていることから、視神経を圧迫し緑内障になります。また、網膜が伸びて薄くなり、網膜周辺部が破けたり中心部に穴が開いたりして、網膜剥離も多くなると話しました。

さらに、この強度近視を原因として中心視の視力低下を招く病気が、ここで説明する網膜脈絡膜萎縮、日本の失明原因の第5位の病気です。

強度近視で目が伸びることで、網膜は全体に引っ張られて薄くなり、近視性網膜脈絡膜萎縮と呼ばれる網膜の機能を失う状況になります。

国際眼科学会では強度近視という病気を重視しており、この解決方法と合併症の治療に多くの討論があります。予防法については60ページを参考にしてください。

強度近視の方はコンタクトレンズを一日中装用する方が多くいます。これは角膜内皮細胞を障害します。最長で装用は8時間までです。50歳を過ぎたらコンタクトレンズは装用してはいけません。手術的な適用が主となります。多焦点レンズで近視や乱視や老眼を治して、裸眼ですべてが見える目にできます。

網膜脈絡膜萎縮を防ぐためには、眼圧はできるだけ下げるのが望ましく、点眼薬が有用です。

この病気は近視によるものが主ですが、それ以外でも、炎症によるものや遺伝性、栄養や毒物などでも起きることがあります。初期の段階で光の感受性が下がり、薄暗いと見えなくなります。炎症を抑えたり、栄養を改善するなど早めに対症療法を行う必要があります。

ドライアイとは「水分不足」に限らない

文字どおり、ドライアイとは目の乾燥ですが、水分不足に限りません。**実は、上下のまぶたの縁の内側にあるマイボーム腺からの皮脂分泌が不足して起こる場合がもっとも多く、原因の85％とされます。**ほかに炎症性（9％）、涙不足（6％）とされているので、圧倒的に原因は皮脂不足というわけですね。

眼科では目を保護するムチン産生を増やす点眼剤や、目の乾燥を防ぐヒアルロン酸液剤などを処方します。ただし、マイボーム腺の油脂腺の詰まりなどが多くの原因ですので、目薬だけでなくて、温かいタオルや「まぶたつまみ」などのセルフケアが有効です（第3章124ページを参照ください）。

一方、アイメイクでマイボーム腺梗塞を引き起こしたり、長時間のコンタクトレンズ装用でドライアイ症状を起こしたりすることが多いので、アイメイクを控えたり、コンタクトレンズ装用時間を短くしたり、酸素不足など角膜障害がより強くなるカラーコンタクトレンズを使わない、といった注意も必要です。

また、現代では事務仕事などでパソコンを多用し、目を見開いてまばたきせずにモニターを長時間見がちで、目が乾きやすい状況です。1時間に1回は目を休め、涙を行き渡らすまばたきを意識的に多くしましょう。第2章でご紹介した「20－20－20の法則」（86ページ）も毎日に採り入れてください。

結膜炎は身近な病気、でも軽く考えず受診を！

誰もが何度か経験したことがあるかもしれない、もっとも身近な目の病気が**結膜炎**でしょうか。目の違和感として訴えの多い「目やに」の原因としてよくあることなので、簡単に説明しておきます。

まぶたの裏の結膜は「むき出し」の目の防護壁です。異物と触れやすく、異物が入り込みやすい構造です。そのうえ血管やリンパ組織が豊富なので、炎症反応を起こしやすいのです。

症状としては結膜の充血のほか、目やに、かゆみ、涙、異物による痛みなどが起きます。

主な原因がアレルギー性かウイルス性か、細菌性かで分け、適した点眼薬で治療を行い

ます。性感染症などを原因とする結膜炎では、角膜に菌がおよび、重症化するおそれもあるので、普段と違う充血などに気づいたら、眼科を受診してください。

生活に支障がある「眼瞼下垂」は手術できれいに治る

これも目の違和感として訴えの多い「目が開かない」の原因としてよくあることなので、簡単に解説しておきます。

まぶたが垂れ下がり、ものが見えにくくなることがある病気が眼瞼下垂です。眼瞼下垂はまぶたで瞳が隠れるので、とくに上の方が見えにくくなります。

さらに、まぶたが上がらないと、眉毛を引き上げて目を開こうと眉毛が上がったりして見た目も高齢に見えます。そのためにおでこにはしわが寄り、頭から肩にかけての筋肉が緊張しますので肩もこります。

多くの場合は、老化によって後天的にまぶたを上げる筋肉や腱などがゆるむことで起きる症状です。また、コンタクトレンズ装用によりエッジでこすられて、まぶたを上げる筋肉の腱が外れることでも起きます。

眼瞼下垂手術など、顔の形成手術は世界的には眼科外科医が行います。日本では眼科外科医自体が少ないだけでなく眼科形成を行う医師が極端に少ないので、美容外科などで手術を受ける人が多いのです。

ただし、美容外科では眼瞼挙筋などの眼科手術ができるわけではないので、皮膚だけ形成してまぶたは上がっていないことも多いのです。

私はアメリカの眼科学会で、眼瞼下垂の手術方法を発表して賞を得ていて、その方法が広く欧米に広まっています。

眼科外科医は顕微鏡下で手術します。皮膚の層を合わせて完全に閉じ、縫う際も目で見えないほどの細い糸で縫いますから、人間の目では傷跡はわからなくなります。これは肉眼で手術する形成外科医よりはるかに細かい手術なのです。

術後には、見え方が全域に広くなります。さらに、多くの方が頭の重さや肩こりが消えたと言います。さらに、何よりも、見た目が若々しくなったと好評です。

眼瞼下垂は、眼科外科医の得意な手術でもある、と覚えておいてください。

おわりに

最後までお読みいただき、ありがとうございました。

最後に1つ、眼科外科医であり画家でもある私から、「見ることの楽しみ」を増やすヒントをお伝えします。

世界的に知られるような名画も多く日本で見ることができる時代ですから、足しげく美術館に通っておられる人も少なくないでしょう。

ぜひ、美術館へは午前中に出かけてください。展示作品が多いときは「1日かけてすべて見よう」より「数日かけて、見たい絵をゆっくり見よう」と考えるのが賢明です。

色を感じるのは、3種類ある視細胞の錐体細胞です。光が入ってきて、錐体細胞のタンパク質が分解され、電気信号になる。その電気の強さを比べて、脳が色を見分ける。

本文でも紹介した「色の見分け」のメカニズムですが、絵画鑑賞をしてメカニズムをはたらかせると、だんだん色がよく見分けられなくなっていきます。視細胞もくたびれるのです。

「色の感動」を見ることができるのは、午前中。起きてからしばらくは脳も本調子ではないので、起床後、おおむね1時間後~午前の間がいいタイミングです。せっかくの名画を見るなら、ぜひこの時間帯にしましょう。

絵画鑑賞に限らず、娘さん、孫娘さんの「振袖を買いにいこう」などという場合も、しっかり見て選ぶなら同じです。ぜひ午前中にお出かけください。

目の疲れとはまさにそういうことで、プロの画家にも午前中に描き、午後は絵を描かない人が多い。色味が変わってしまうからです。

私もなるべく午前の、自然光の中で絵を描きたいのですが、平日は診療と手術があるので、やむなく夜中に描くことがあります。そういうとき、色を確認するのは大変です。徐々に色味が変わってしまわないよう、細心の注意を払ってくたびれますが、それでも描きたいわけです。

また、私は「裸眼ですべての距離を見える目を提供したい」との思いで、眼科外科医として患者さんに向き合っています。白内障手術での多焦点眼内レンズ移植手術はもちろん、近視矯正手術でも世界の最初期段階から、その術式などの研究開発に携わってきました。

これも、ありとあらゆる人に、裸眼ですべてを見てほしいからです。

美術館へ出かけたとき、裸眼ですべての距離から絵画が見えたら、最高ですよね。大きな絵は離れて全体のハーモニーを楽しみ、小さな絵や細部表現を見るときには近くに寄って、絵筆のタッチなどを見ることができます。

有名なダ・ヴィンチの絵画の「モナ・リザ」も、全体像の「ほほえみ」を見たいなら離れて見る必要があるし、絵画技法に興味があれば近寄って見ます。実は「モナ・リザ」は、近くで見ると小さいひび割れや、かつて暴漢に傷つけられた跡なども見えるのです。絵の印象が距離で変わる。そんな楽しみも、裸眼で味わうことで可能になります。

私自身も、眼科外科医として働くことも、絵を描くことも、画家たちの研究をすることも、ますます熱心に、100年視力とともに人生を楽しみたいと思います。

みなさんもどうかご存分に、良く見える豊かな人生をお楽しみください。

2023年12月

深作秀春

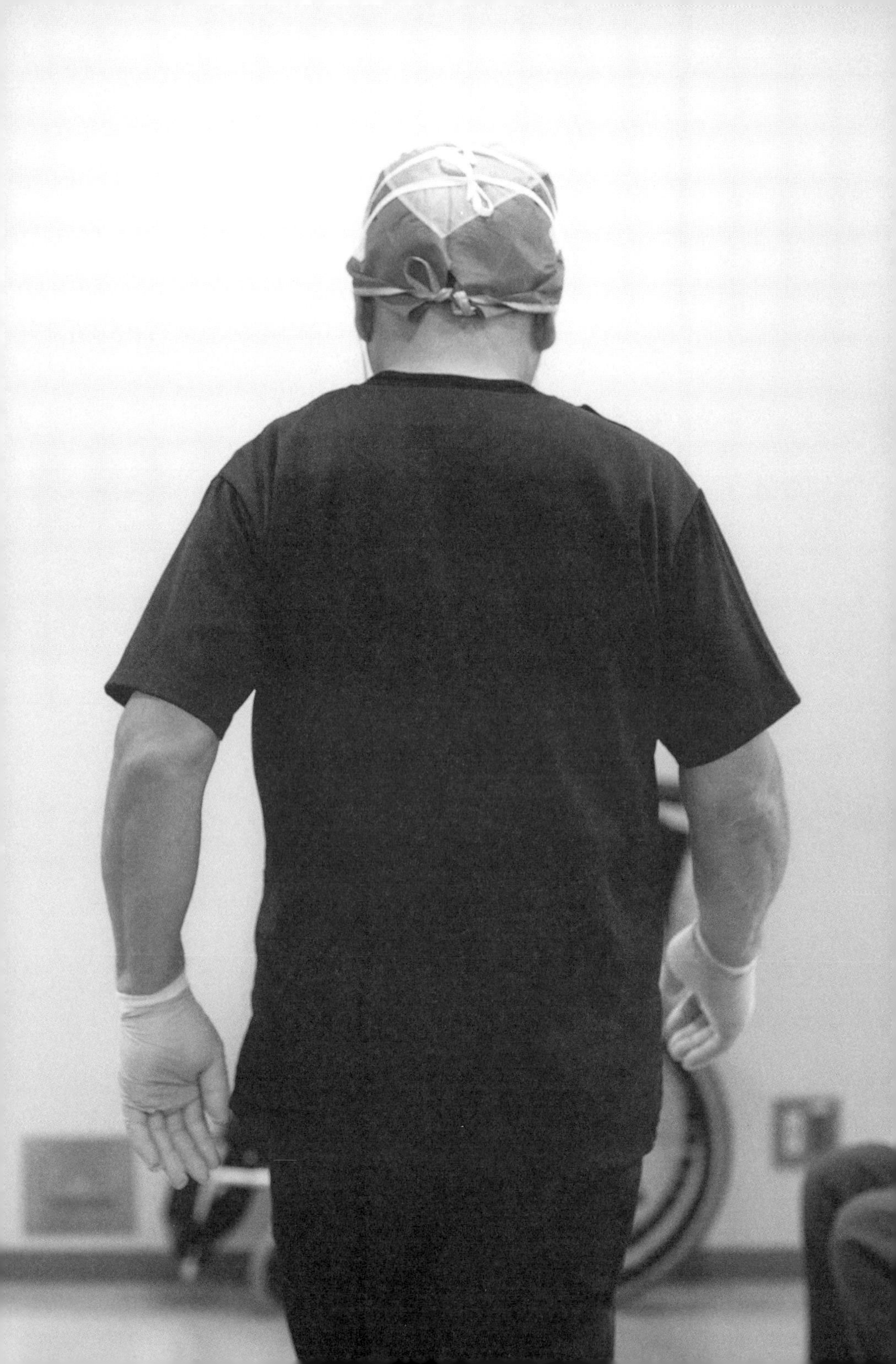

深作秀春（ふかさく・ひではる）

眼科専門医、深作眼科院長。神奈川県横浜市生まれ。米・独で研鑽を積み、白内障や緑内障などの近代的手術法を次々と開発。米国眼科学会理事を務め、眼科殿堂選考委員、学術賞審査委員などを歴任。それまで不可能とされた眼病の新しい治療法の開発や、多くの革新的眼科手術法の開発により、国際眼科学会最高賞を20回受賞。2017年には、世界最高の眼科外科医に贈られる「クリチンガー・アワード」の、欧米以外の医師では初めての受賞者となった。現在は世界最高のスーパードクターとして25万件の手術実績を有し、日本中だけでなく世界中から患者が治療を求めて来院する。他方でプロ芸術家でもあり、多摩美術大学大学院を修了し、日本美術家連盟会員という画家としての一面もある。

100年視力

2023年12月20日　初版発行
2024年 3 月 1 日　第4刷発行

著　者　　深作秀春
発行人　　黒川精一
発行所　　株式会社サンマーク出版
　　　　　〒169-0074 東京都新宿区北新宿2-21-1
　　　　　電話 03-5348-7800
印刷　　　三松堂株式会社
製本　　　株式会社村上製本所

ISBN978-4-7631-4073-9 C0075
ホームページ　https://www.sunmark.co.jp